Knaur

Margot Hellmiß

Gesund und schön durch Olivenöl

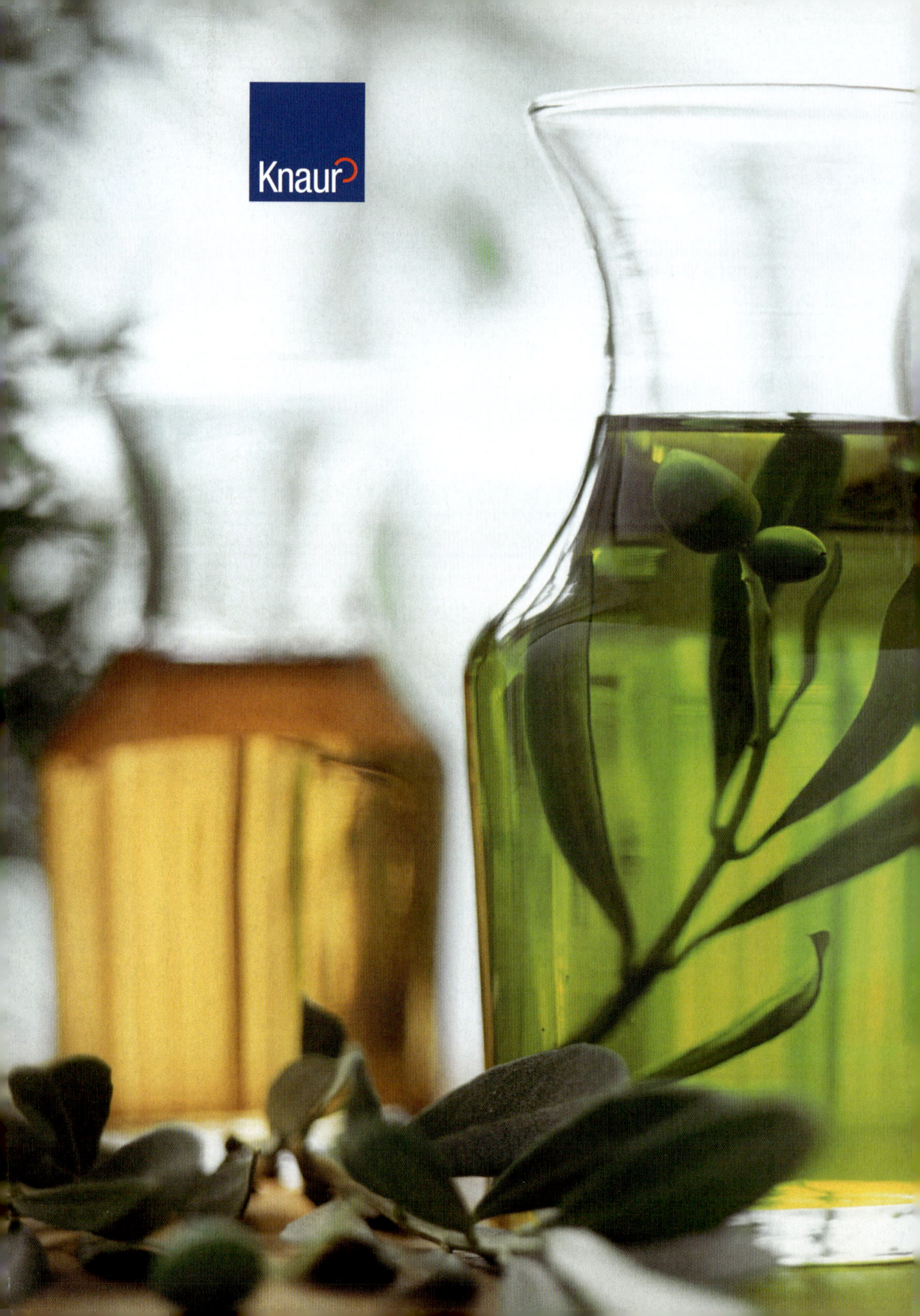

Margot Hellmiß

Gesund und schön durch Olivenöl

- Hausmittel und Heilanwendungen
- Raffinierte Rezepte
- Extra: Olivenöl in der Schönheitspflege

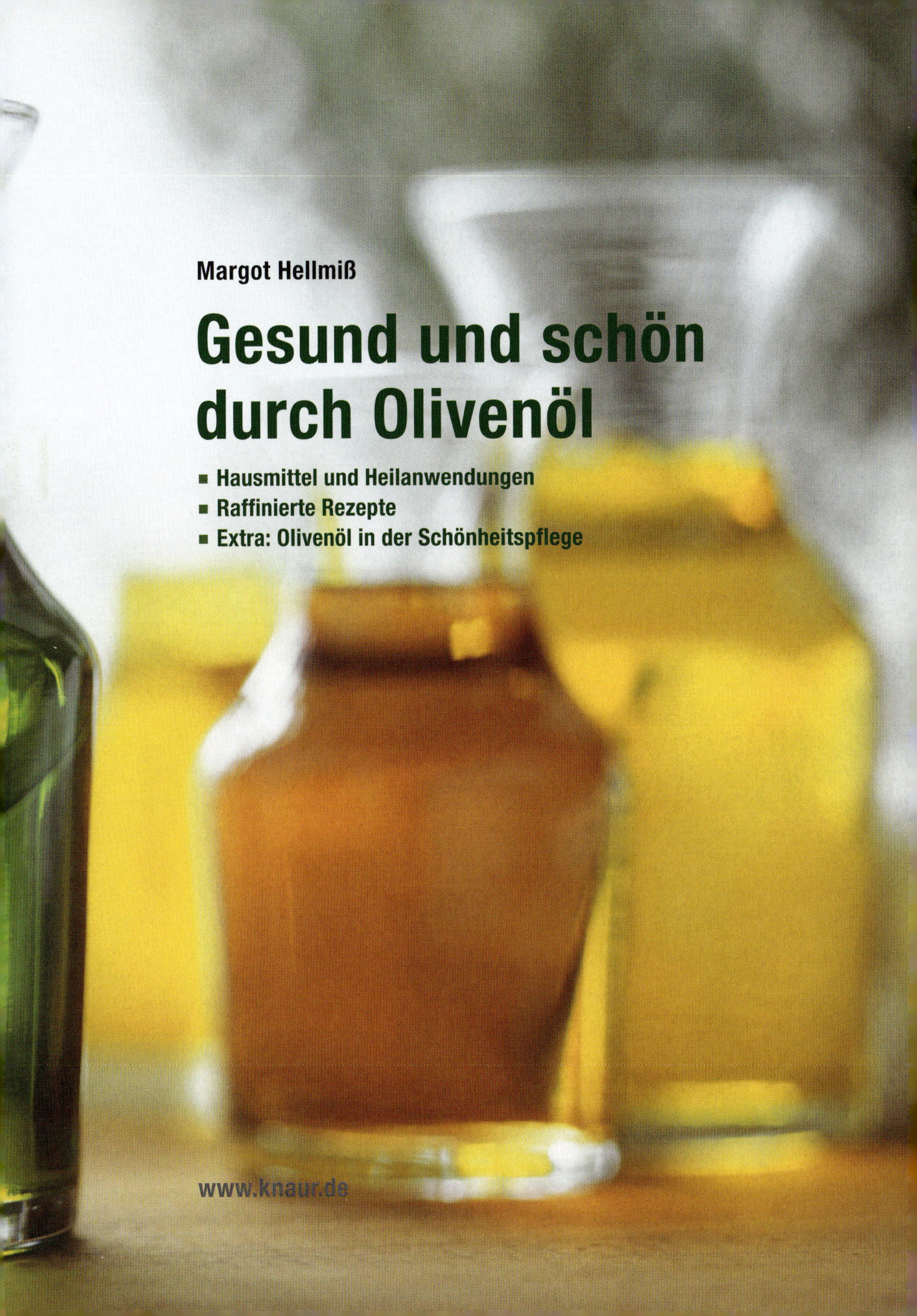

www.knaur.de

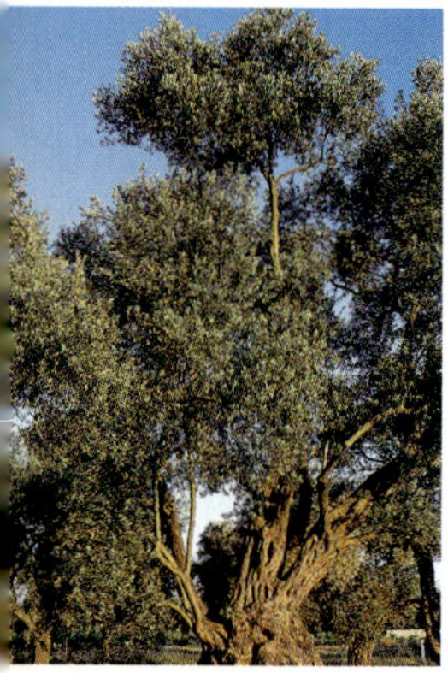

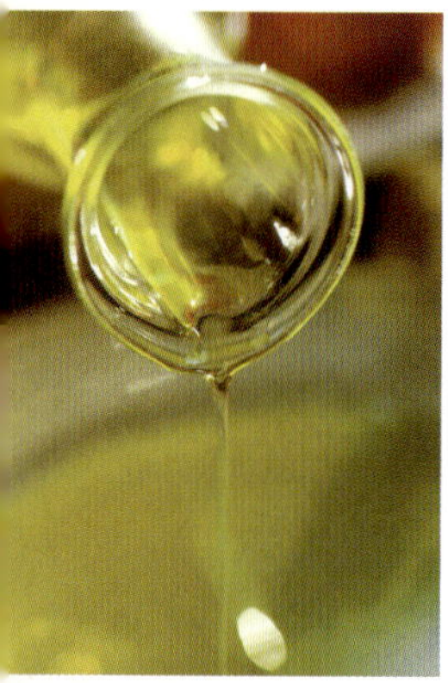

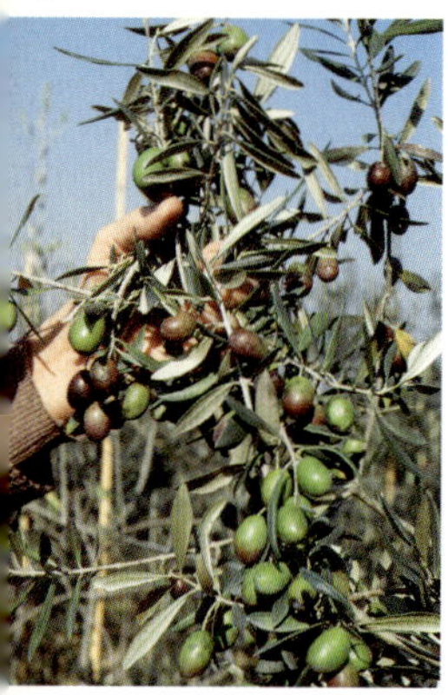

Inhaltsverzeichnis

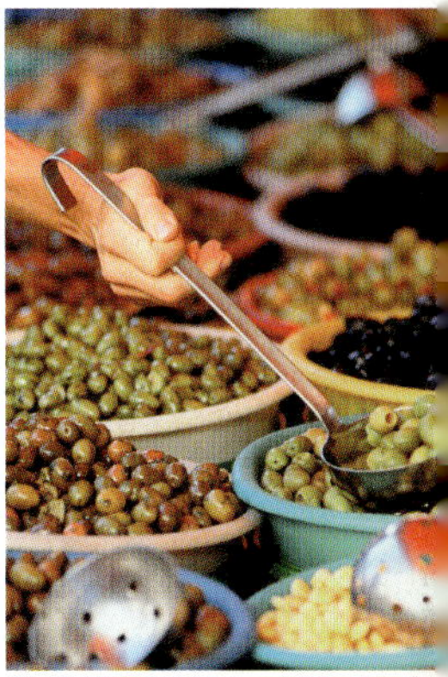

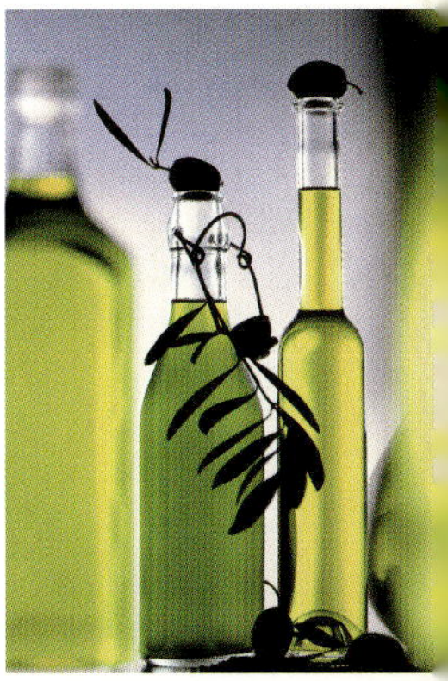

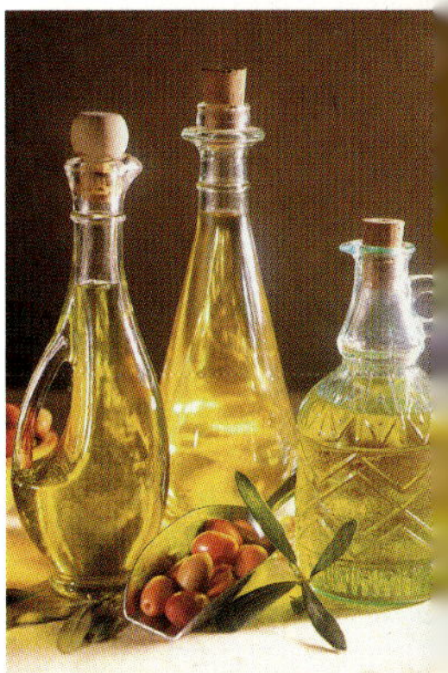

Einleitung

Sonnengereifte Oliven und ihr kostbares Öl stehen seit Jahrtausenden für Genuss und Sinnenfreude ebenso wie für Gesundheit und ein langes Leben. Die moderne Ernährungswissenschaft bestätigt, was der Erfahrungsschatz der Bewohner rund ums Mittelmeer seit jeher lehrt: Wer seinen täglichen Fettbedarf vorwiegend mit Olivenöl deckt, kann bis ins Alter fit und gesund bleiben. Die Wahl des richtigen Speisefetts ist von ausschlaggebender Bedeutung für unsere Gesundheit und kann im Zusammenwirken mit einer vernünftigen Ernährungsweise nahezu Wunder vollbringen.

Ein Quell der Gesundheit

Es gilt als sicher, dass die klassische südeuropäische Küche mit viel Olivenöl, die Dieta mediterranea, die beste Vorbeugung gegen Arteriosklerose und Herzinfarkt ist. Zudem lässt eine olivenölreiche Ernährung Verdauungs- und Leberstörungen, Osteoporose, Magengeschwüre, Gallensteine, Brustkrebs und auch Übergewicht in weit geringerem Maß auftreten als andere Ernährungsformen. Gerade Übergewicht für sich genommen ist ja bekanntlich die Ursache von vielerlei Beschwerden und Erkrankungen.

Naturbelassenes Olivenöl ist vor allem aufgrund seines optimalen Fettsäuremusters, aber auch wegen einer Reihe wertvoller Vitamine und sekundärer Pflanzenstoffe wie Oleuropein ernährungsphysiologisch besonders wertvoll. Solche hoch wirksamen Polyphenole aus der Ölbaumfrucht können geradezu als Elixiere lang anhaltender Jugendlichkeit, als effektive Anti-Aging-Mittel, bezeichnet werden. Sie übertreffen beispielsweise den Nutzen von Vitamin C um ein Vielfaches, wie neueste Untersuchungen belegen.

Olio di oliva vergine extra wird gehandelt und verkostet wie edler Wein. Die Geschmackspalette der Olivenöle reicht von mild, fruchtig, würzig bis hin zu zartbitter. Welche Note im Einzelfall erwünscht ist, kann man nur durch Probieren herausfinden.

Leib und Seele verwöhnen

Die Früchte des heiligen Ölbaumes der Göttin Athene bereicherten im antiken Hellas die Erdenbürger um ein kostbares Öl, das nicht nur als hochwertiges Nahrungsmittel, sondern auch zur Heilung von Krank-

heiten und zur Körperpflege diente. Viele der damaligen Anwendungen können heute noch von Nutzen sein. Massagen auf Olivenölbasis lösen Verspannungen, Muskelkrämpfe oder rheumatische Beschwerden. Darüber hinaus ist Oleum olivarum, wie das Olivenöl fachlich richtig genannt wird, ein probates Schönheitsmittel. Es enthält das »Schönheitsvitamin« E, das der Hautalterung wirksam vorbeugt. Olivenöl in Packungen und als Badezusatz macht trockene Haut geschmeidiger und lässt kleine Fältchen nicht so rasch zu Falten werden. Es stärkt auch Fingernägel und Nagelhaut. Und Haarkuren mit Öl verhelfen trockenem Haar oder angegriffenen Haarspitzen zu neuer Pracht.
Auch die moderne Kosmetikindustrie hat das Potenzial des Olivenöls entdeckt und wartet mit wirksamen Pflegeserien auf, die vor allem auf die jung erhaltende Kraft der Polyphenole in dem Öl bauen.

Drei wichtige Bestandteile der mediterranen Küche: Essig, Kräuter und Olivenöl

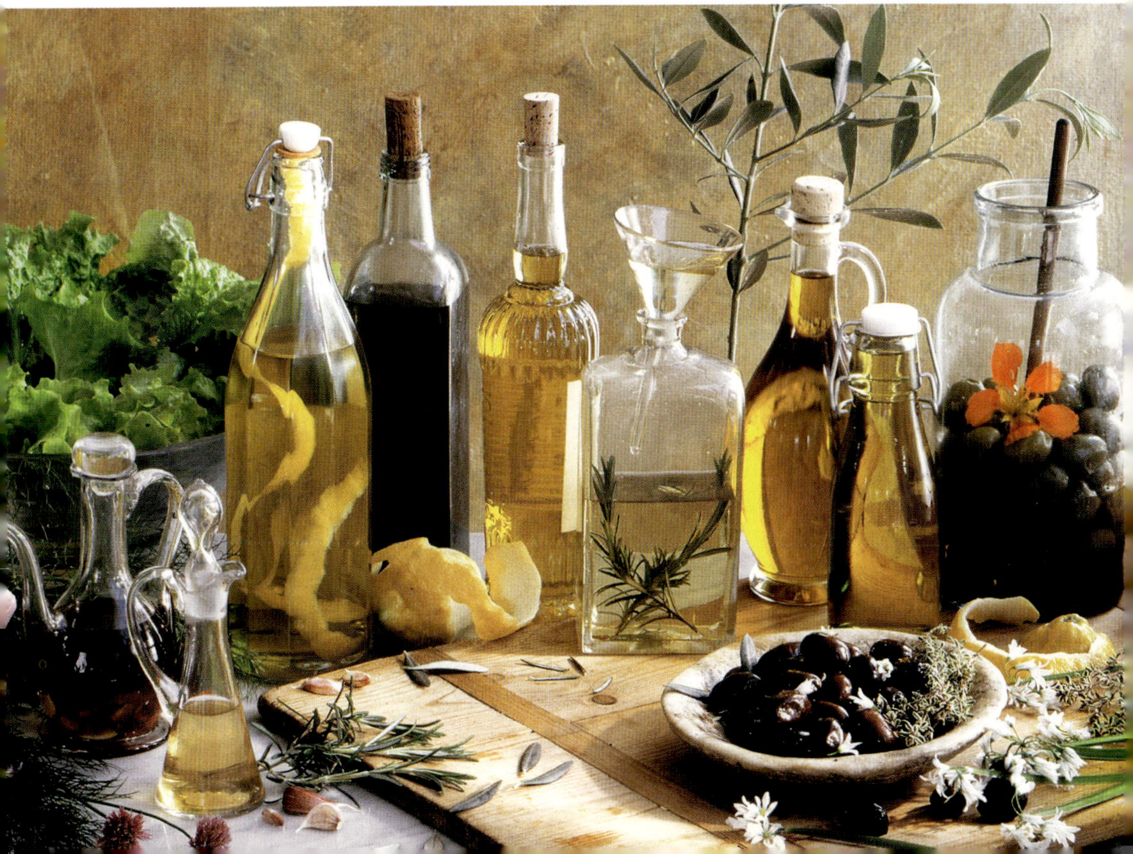

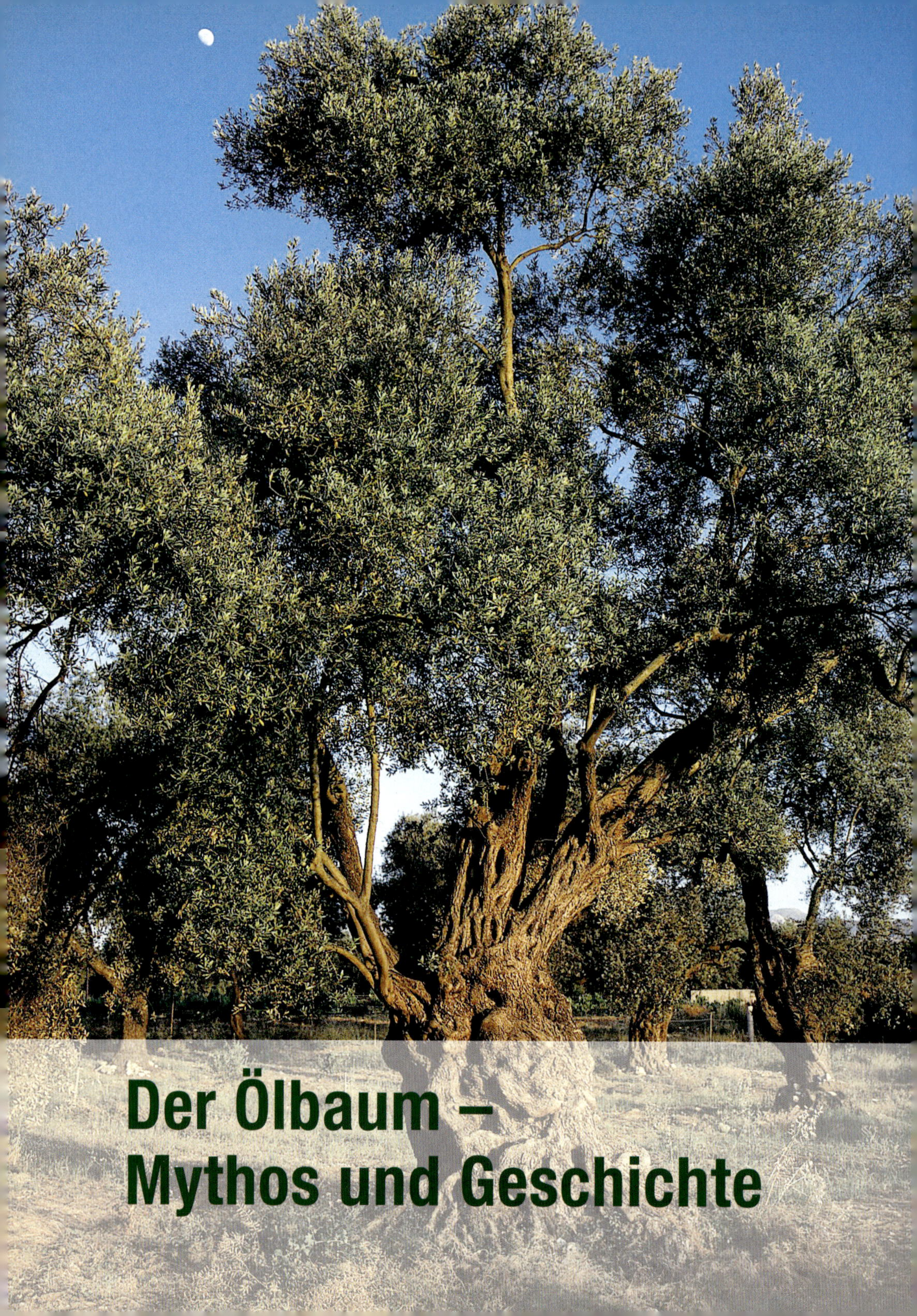

Der Ölbaum – Mythos und Geschichte

In der Tradition verwurzelt

Der Ölbaum gilt als Urvater unter den Bäumen, als Geschenk der Götter, als Symbol des Lebens schlechthin. Um ihn ranken sich zahlreiche Mythen und Legenden. Er ist in den drei großen Religionen – Judentum, Christentum und Islam – bis in die Gegenwart ein Symbol für Weisheit, Hoffnung, Fruchtbarkeit und Frieden.

Die immergrüne Pflanze mit den silbrig schimmernden Blättern hat schon viele Poeten zum Träumen verführt, so den griechischen Philosophen Sophokles. Er dichtete im 4. Jahrhundert v. Chr.: »Hier entsprang das Gewächs, dessen sich Asien nicht und nicht die gewaltige dorische Insel des Pelops rühmt, ein Gewächs, nie alternd, sich selber entsprossen, bestaunt vom Feind, der Stolz dieser heimischen Fluren, grauschimmerndes Laub dieses ewig zeugenden Ölbaums. Kein Junger, kein Alter wird je sich erdreisten, an die heiligen Bäume zu legen die Hand.«

Ein Geschenk der Götter an die Hellenen

Die schönste Sage um den Olivenbaum rankt sich um die Gründung der Stadt Athen. Ausgangspunkt war wie so oft in der griechischen Mythologie ein Wettstreit der Götter, in diesem Fall zwischen dem Meeresgott Poseidon und Pallas Athene, der Göttin der Weisheit. Beide wollten über Attika herrschen, das Land um das spätere Athen. Sieger sollte sein, wer etwas Unvergängliches zum Nutzen des attischen Volkes erschaffen würde. Da hieb der Meeresgott seinen Dreizack in den Felsen auf der Akropolis, der später das Erechtheion trug, und sogleich sprudelte an dieser Stelle eine salzige Quelle, ein Hinweis auf die künftige Herrschaft Attikas über die Weltmeere. Als Draufgabe spendierte er noch das erste Pferd, mit dem man Lasten und Personen transportieren und größere Strecken mühelos überwinden konnte. Das war ein großzügiges Angebot, und dennoch musste sich der Wellengott gegenüber Athene geschlagen geben. Sie pflanzte an jener Stelle eine Olive ein, welcher der erste Ölbaum entspross. Damit schenkte sie den Bewohnern Attikas ungleich mehr, wie Kekrops, der sagenumwobene erste König von Attika, ein Urwesen, halb Mensch, halb Schlange, entschied. (In anderen Darstellungen war es der Göttervater Zeus, der den weisen

Auf der Akropolis steht neben dem Erechtheion, dem gemeinsamen Heiligtum von Athene und Poseidon, noch heute ein Olivenbaum. Er wurde 1917 neu gepflanzt und gilt als legitimer Nachfolger des Baumes der Athene, der angeblich verbrannt ist, als die Perser die Stadt eroberten.

Schiedsrichter spielte.) Der Olivenbaum konnte mehrere hundert Jahre alt werden. Seine Früchte spendeten wertvolles Öl, und das bedeutete lebenswichtige Speise, Licht- und Energiequelle, Heilmittel, Schönheitselixier und Salböl für den Toten- und Götterkult sowie für religiöse Zeremonien. In Griechenland gilt der Ölbaum seither als heilig und ist der Göttin Athena glaukopis, der Eulenäugigen, geweiht.

Der Lohn des Helden

Einer Legende nach gilt auch der griechische Held Herkules als möglicher Entdecker des Olivenbaumes. An ihn soll sich ein wild wachsender Ölbaum mit folgenden Worten gewandt haben: »Ich bin der wohl verdiente Friede und das Glück in deiner Mattigkeit nach getaner Arbeit. Ich bin die Kraft und die Ewigkeit, meine Früchte bringen Gold, meine Blätter Poesie.«

Im Buch der Bücher oft erwähnt

Heute noch verwenden katholische Priester Chrisam, geweihtes Salböl aus Olivenöl, als Symbol der Kraft und des Lichtes bei der Priesterweihe, bei der Taufe und bei der heiligen »letzten Ölung«.

In der Bibel sind Ölbäume und Ölzweige ständig wiederkehrende Motive, ein Beleg dafür, dass zur mutmaßlichen Entstehungszeit der alttestamentarischen Inhalte etwa ein Jahrtausend vor unserer Zeitrechnung Ölbaumkulturen im östlichen Mittelmeerraum und in Palästina bereits ein vertrauter Anblick waren.

Insgesamt ist in der Bibel (AT und NT) an rund 250 Stellen von Olivenöl oder vom Ölbaum die Rede. Jeder weiß von dem frisch gebrochenen Ölbaumzweig, den die zweite von Noah ausgesandte Taube im Schnabel auf die Arche brachte als Zeichen, dass das Meer, das 40 Tage und Nächte das Land unbewohnbar gemacht hatte, nun auf die Höhe der Ölbäume abgesunken war. Es bedeutete, Gott hatte den Menschen verziehen. Seit dieser Erwähnung im 1. Buch Moses, der Genesis, gelten Blätter und Zweige des Ölbaumes als Symbol der Hoffnung, des Friedens und der Versöhnung. In späteren Zeiten trugen Besiegte, die um Frieden baten, Ölbaumzweige in ihren Händen. Beim Propheten Joel straft ein ungnädiger Gott die Menschen mit »verdorbenem Getreide, jämmerlichem Wein und kläglichem Öl«. Wird aber ehrlich Buße ge-

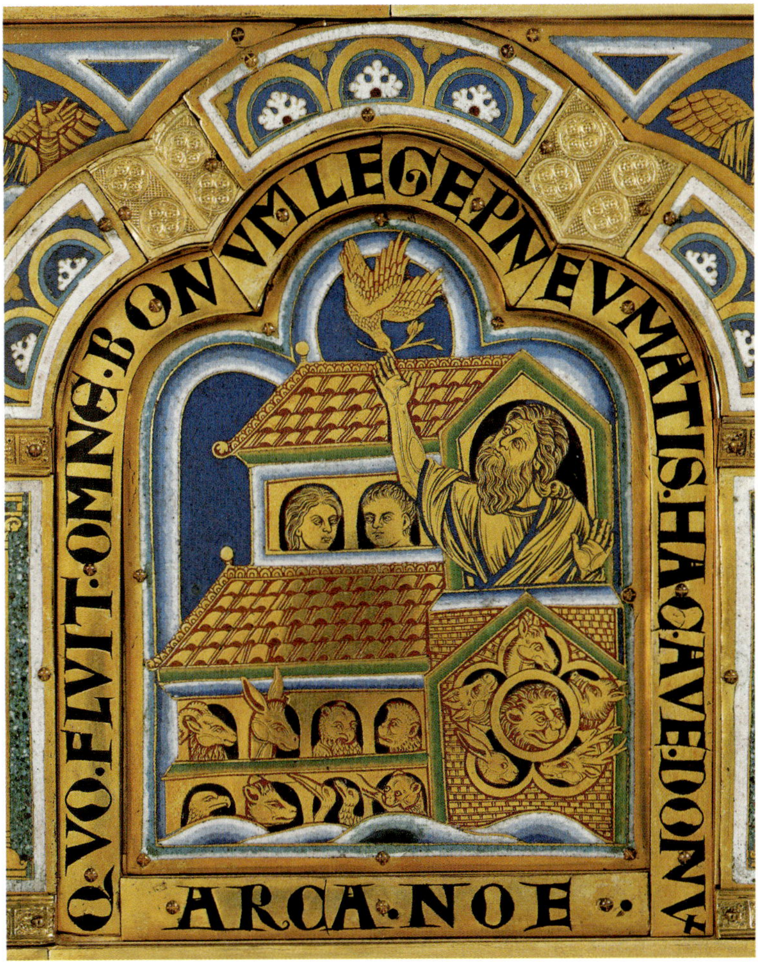
QVO.FLVIT.OMNE.BONVM LEGE PNEVMATIS.HAC.AVE.DONV
ARCA.NOE

Der Ölbaumzweig gilt als Symbol der Hoffnung und des Friedens.

leistet, so stellt er in Aussicht, »dass die Tennen voll Korn (sein werden) und die Keltern Überfluss vom Most und Öl haben sollen«.

Moses salbte auf Jahwes Anweisung den Altar, die Bundeslade und seine Söhne mit dem heiligen Salböl, für das er Olivenöl mit Myrte, Zimt, Zuckerrohr und schwarzen Johannisbeeren aromatisierte. Auch die späteren Könige Israels erhielten erst durch die Salbung, das Einrei-

ben der Stirn mit Olivenöl, die Königswürde. Das sollte ihnen die drei Gottesgaben Macht, Stärke und Weisheit verleihen.
Jesus zählte ebenfalls zum erlesenen Kreis der Gesalbten. Das aus dem Hebräischen stammende Wort Messias bedeutet »der Gesalbte«. Schon als Neugeborener war Jesus von den Heiligen Drei Königen nebst Weihrauch und Gold mit kostbarem Salböl beschenkt worden. Gemeint ist die Myrrhe (griechisch für Pflanzensaft). So nannte man ein Olivenöl, das mit wohl duftenden Myrrhenauszügen angereichert war. Nur ein König war eines solchen Geschenks würdig.

Heilkräftige Nahrung und Salböl

Bei religiösen Zeremonien sowie im Toten- und Götterkult der Ägypter, Griechen und Römer hatte Olivenöl als Salböl einen festen Platz.

Der Olivenbaum, wie der Ölbaum richtiger genannt werden müsste, ist neben der Weinrebe eine der ältesten Kulturpflanzen des Mittelmeerraumes. Die zahlreichen Mythen und Legenden, die sich um ihn ranken, verdankt er seinen nahrhaften Früchten und dem wertvollen Öl, das daraus gewonnen wird.
Köchinnen und Küchenmeister haben in historischen Zeiten Speisen mit Olivenöl zubereitet, sie damit verfeinert und konserviert. Die Oliven selbst wurden in Salzlake eingelegt und als hochwertige Speise geschätzt. Keine Mahlzeit war ohne sie denkbar. In der Antike diente Olivenöl aber nicht nur der Ernährung, sondern auch als kostbares Heilmittel, mit dem Ägypter, Griechen und Römer Wunden versorgten und zahlreiche Krankheiten und Beschwerden von Bauchkrämpfen über Muskelkater bis hin zu Zahnfleischbluten behandelten. Und in der Schönheitspflege kam es in Form von Salben und duftenden Haut-, Haar- und Badeölen zum Einsatz. Dies bedeutete damals mehr als bloße Kosmetik, es sollte dem ganzen Menschen Wohlbefinden und Gesundheit schenken.
Auch im Haushalt war Olivenöl unentbehrlich: So diente es als Grundstoff eines antiken Waschmittels. Dafür rührte man die weiße Asche von verbranntem Olivenholz mit etwas Wasser und dem Bodensatz eines weniger guten Olivenöls zusammen. Die gewonnene Paste kam wie unsere Handwaschmittel aus der Tube zum Einsatz. Und als Lam-

penöl erhellte es die Heiligtümer und Paläste der Wohlhabenden. Bei diesen vielfältigen Einsatzmöglichkeiten verwundert es nicht, dass Reichtum damals auch nach der Anzahl der gefüllten Ölkrüge in den Vorratskammern bemessen wurde. Ausgrabungen brachten Listen zu Tage, die genauen Aufschluss über die Ölvorräte in den königlichen Palästen gaben. Oliven und Olivenöle spielten auch im Tauschhandel eine gewichtige Rolle. Sie hatten mancherorts sogar den Stellenwert einer Währung.

In historischer Zeit eine wichtige Nahrungsgrundlage, stellen die mineralstoffreichen Früchte des Ölbaumes heute für Feinschmecker eine erlesene Spezialität dar. Allerdings ist bei pikanten Speiseoliven wichtig, stets Früchte von erster Qualität zu wählen.

Die Wiege der Olivenkultur

Wer als erster darauf kam, die bitteren Früchte des Olivenbaums zu pressen und ihr Öl zu kosten, ist nicht bekannt. Der Anbau von Olivenbäumen hat jedoch mit Sicherheit mindestens eine 7000-jährige Tradition. Davon zeugen sowohl archäologische Funde wie auch religiöse Überlieferungen.

Der wilde Ölbaum und die Idee, ihn zu kultivieren, kamen wahrscheinlich aus dem östlichen Mittelmeerraum, genauer aus Palästina und Syrien. Steinerne Mörser und Handpressen aus der Umgebung von Haifa im heutigen Israel lassen bereits auf eine ausgereifte Olivenbaumkultur und Ölgewinnung ab dem 5. Jahrtausend v. Chr. schließen. Von hier breitete sie sich weiter aus nach Kleinasien, auf die Inseln der Ägäis (die Kykladen und die Sporaden) und vor allem nach Kreta.

Der Reichtum der Kreter

Die große Mittelmeerinsel Kreta gilt als eine der Urstätten unserer Zivilisation. Aus dem Jahr 4500 v. Chr. stammt ein erster Hinweis auf systematischen Olivenanbau. Um 2000 v. Chr. erreichte die glanzvolle Kultur der Minoer auf Kreta eine erste Hochblüte; um 1700 v. Chr. fand sie vermutlich durch ein Erdbeben ein vorläufiges Ende. Aus den Ruinen der Königspaläste von Knossos und Phaistos hat man zwei Meter hohe Ölamphoren, so genannte pithoi, ausgegraben. In ihnen war das Öl für Speisezwecke gelagert. Zum Verschicken wurde es in handlichere

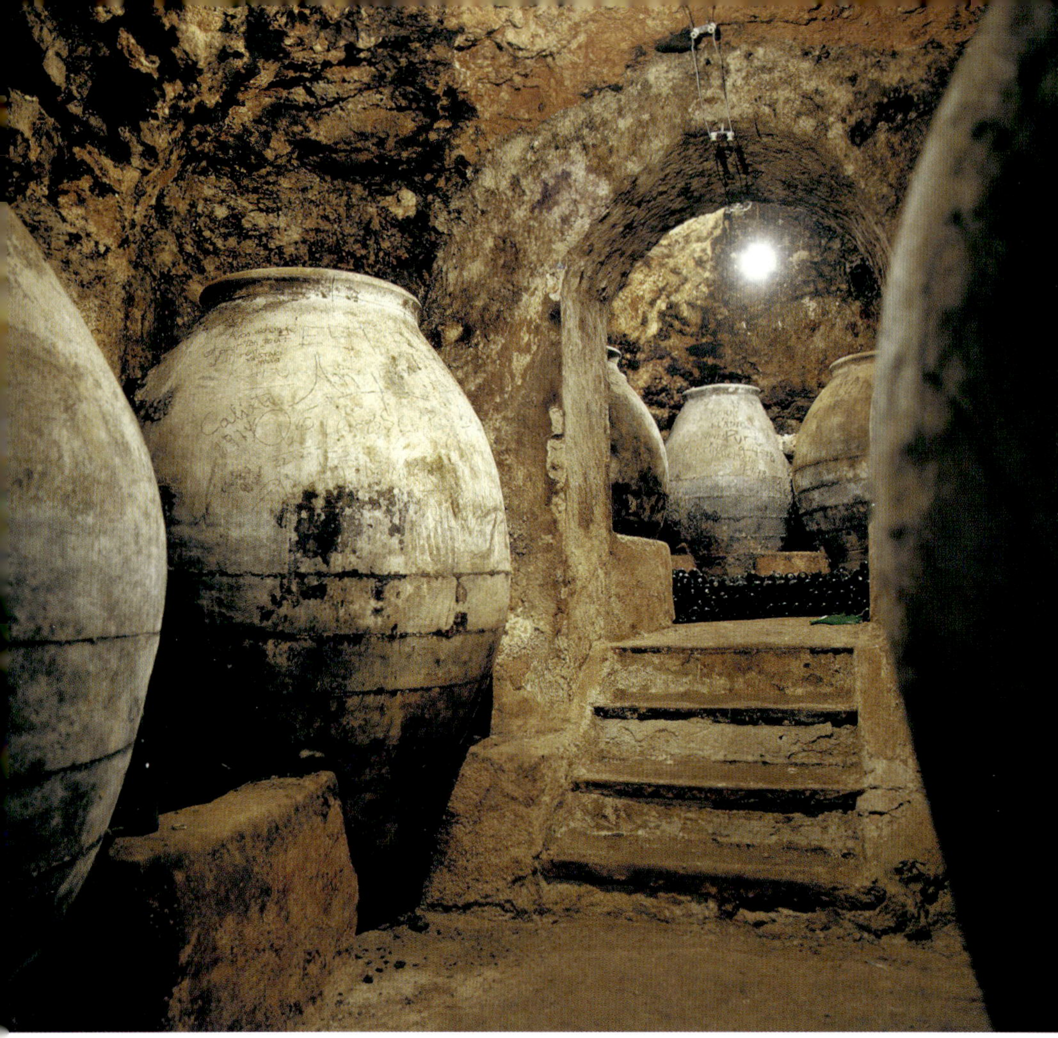

In der Antike wurde das kostbare Olivenöl in riesigen Tonkrügen gelagert.

Amphoren umgefüllt. Die Salb- und Duftöle hingegen bewahrte man in noch kleineren Kannen auf, so genannten Bügelkannen, die oben mit zwei Haltegriffen versehen waren.

Ein wertvolles Handelsgut

In den Ruinen der Königspaläste sind Tontafeln gefunden worden, auf denen akribisch die Ein- und Ausgänge des Olivenöls, die Orte, wohin das Öl gehen sollte, die Empfänger, die Zahlungsarten, die Ölqualität und vieles mehr vermerkt waren. Dies deutet auf eine lange Tradition des Handels mit Olivenöl hin. Unter den Abnehmern befanden sich religiöse Zirkel und Kultstätten ebenso wie Handwerker oder einfache Ziegenhirten. Von den Tontafeln weiß man auch, dass mancherorts sogar die Steuern in Form von Oliven bzw. Olivenöl entrichtet wurden. Die Minoer exportierten ihr Olivenöl vor allem nach Syrien, Palästina und Ägypten. Nahezu ihr gesamter Reichtum basierte auf diesem Handel.

Ein Olivenkranz statt Olympischem Gold

Über den sagenumwobenen Herakles, Sohn des Zeus und der Alkmene, berichtet die Legende, dass er im griechischen Olympia seinen Stab in den Boden stieß, woraufhin sich der Stab in einen prächtigen Olivenbaum verwandelte. Er hat damit die Olympischen Wettkämpfe begründet, heißt es, die zu Ehren des obersten Gottes Zeus veranstaltet wurden. Sie fanden zunächst jährlich, ab 580 v. Chr. dann alle vier Jahre statt. Aus den Zweigen des Olivenbaumes wurden Kränze für die Sieger der Spiele gewunden. Der Olivenkranz als Symbol für Sieg und Wertschätzung war eine außergewöhnliche Auszeichnung, sie galt mehr als jeder andere Preis und entsprach etwa der heutigen Goldmedaille. Außerdem erhielten die besten Athleten reich verzierte Amphoren mit Olivenöl, das aus Hainen stammte, die eigens zu Ehren Athenes angelegt worden waren.

Homer erzählt, dass die olympischen Athleten schon zur Vorbereitung auf Wettkämpfe eine Diät bekamen, die vor allem aus mit Olivenöl zubereiteten Speisen bestand.

Überhaupt kam Olivenöl im Sport eine wichtige Rolle zu. In den Sportstätten und Bädern rieben sich die Übenden immer gut mit Öl ein. Das machte die Muskeln geschmeidiger und erhöhte die Leistungsfähigkeit. Der Ölfilm schützte zusätzlich vor Kälte und Sonnenbrand. Dafür gab es sogar ein spezielles Besteck aus Bronze. Es bestand aus einem kleinen runden Fläschchen (Aryballos), in dem das Olivenöl aufbewahrt wurde, sowie aus einem oder mehreren sichelförmigen Striegeln (strigilis), mit denen die Athleten überschüssiges Öl, Schweiß und Staub von der Haut abschabten. In einem Pfännchen wurde der Ölschweiß gesammelt und anschließend zu medizinischen Zwecken verwendet.

Flüssiges Gold

Viele große Griechen haben die wohl tuende Wirkung des Olivenöls in ihren Schriften erwähnt. So antwortete der Philosoph Demokritos

von Abdera, der im 5. Jahrhundert v. Chr. lebte und angeblich über 100 Jahre alt wurde, auf die Frage nach seinem Geheimrezept für ein langes Leben: »Innerlich Honig und äußerlich Öl«.
Homer, der bedeutendste griechische Dichter des Altertums, Verfasser von »Ilias« und »Odyssee«, pries das Öl der Oliven überschwänglich als »flüssiges Gold«. Er erzählte von Odysseus, der, nach langen Irrfahrten endlich zu seiner Gattin Penelope heimgekehrt, zuerst gebadet und gesalbt wurde, was ihn im Aussehen »einem der Götter ähnlich« machte. Homer wusste auch, dass man nicht nur im alten Ägypten, sondern auch in Griechenland Verstorbene mit Öl einbalsamierte. Daneben fand Olivenöl als Lampenöl Verwendung, insbesondere tauchten die Priester Götterbilder, allen voran das der Göttin Athene, in »ewiges« Licht, das Tag und Nacht leuchtete. Auch von der Stärkung (Appretur) feiner Leinenstoffe mit Olivenöl ist in den Epen die Rede. Homer verliert aber kein Wort darüber, dass Oliven und ihr Öl als Nahrung dienten. Vermutlich war das so selbstverständlich, dass es einer besonderen Erwähnung nicht bedurfte.

Auch bei der Mumifizierung der Toten spielte Olivenöl eine wichtige Rolle. Verstorbenen wurden im alten Ägypten Oliven als Wegzehrung für die Reise ins Totenreich mitgegeben. Die bis heute erhaltenen Olivenkerne beweisen dies.

Einreibungen mit Olivenöl waren nach antiker Auffassung Garant für Gesundheit und ein langes Leben. Zur Herstellung von aromatischen Duft- und Salbölen kamen vorwiegend die Gewürze Fenchel, Kümmel, Sesam, Sellerie, Kresse, Koriander, Salbei sowie Rosenblätter und Zypergras zum Einsatz.

Schon früh geschützt

Der heilige Olivenbaum stand in Griechenland unter besonderem Schutz. Der Besitzer eines Olivenhaines durfte nicht mehr als zwei Bäume im Jahr verpflanzen oder fällen, und das fein gemaserte, helle Holz durfte auch nur zu sakralen Zwecken, für Tempel und Altäre, verwendet werden. Zuwiderhandlungen wurden streng geahndet, mit hohen Geldbußen, Exil oder Beschlagnahme der Güter. In Italien ist es übrigens heute noch so, dass Ölbäume selbst von ihrem Eigentümer nicht ohne offizielle Erlaubnis gefällt werden dürfen. Aus ihrem Holz werden hauptsächlich kunstvolle Schalen oder Schneidebretter gefertigt, die wegen ihrer dekorativen Maserung sehr beliebt sind.

Ägyptisches Olivenöl

Auch die alten Ägypter pflanzten Olivenhaine im Nildelta an. Der ägyptischen Mythologie zufolge war es Isis, Gemahlin des höchsten Gottes Osiris, die die Menschen gelehrt haben soll, den Olivenbaum zu kultivieren. Ihr allein war es vorbehalten, über den Olivenanbau, die Ölgewinnung und die vielfältige Wirkungsweise des Öls zu unterrichten.
Das ägyptische Öl soll jedoch nicht besonders hochwertig gewesen sein. Der griechische Philosoph und Reisende Theophrastos klassifizierte es im 4. Jahrhundert v. Chr. als »stark riechend« ab. Im Reich der Pharaonen stammte das gute Öl für den Verzehr aus kretischem Import. Das einheimische Öl wurde in erster Linie für Salben, als Lampenöl oder zum Einbalsamieren verwendet. Den Duft- und Salbölen verliehen Gewürze, Blüten und Kräuter ein ansprechendes Aroma. Bei sakralen Kulthandlungen war es üblich, sich Haar, Gesicht und Füße zu salben. Nur auf diese Weise gereinigt, war man würdig, sich dem gleichfalls gesalbten Götterbild zu nähern.
In ägyptischen Pharaonengräbern geben Wandmalereien aus der Zeit zwischen 1500 und 1400 v. Chr. Zeugnis vom regen Handel mit kretischen Kaufleuten. Und in der ältesten heute bekannten Pyramide, der Mastaba von Sakkara (2500 v. Chr.), befindet sich die Abbildung einer der vermutlich ersten Ölpressen. Auch in dem berühmten Grab des Tutanchamun fanden sich Hinweise auf die hohe Wertschätzung des Ölbaums. Die Olivenblätter auf dem Haupt des mit 19 Jahren verstorbenen Pharaos galten als »Kranz der Rechtfertigung«, ein Zeichen für das bestandene Jenseitsgericht.

Durch seinen hohen Nutzwert breitete sich der Olivenanbau rasch aus. Etwa um die Zeitenwende war der Ölbaum schließlich in allen Anrainerstaaten des Mittelmeeres ein vertrauter Anblick.

Olivenbaum auf Wanderschaft

Der endgültige Niedergang der kretischen Kultur um 1450 v. Chr. infolge kriegerischer Auseinandersetzungen ging mit Aufstieg und Blüte der phönizischen Kultur an den Küsten des heutigen Libanons und Syriens einher. Phönizische Kaufleute und Seefahrer trugen die Kunde von der Ölbaumzucht, den Ölfrüchten und der Ölgewinnung in andere Länder, zunächst nach Griechenland. Die Hellenen gründeten im Lauf der Jahrhunderte ihrerseits fleißig Handelsniederlassungen, und so

breitete sich die Technik des Olivenanbaus von Osten nach Westen weiter aus. Olivenbäume pflanzte man zunächst in Sizilien, Süditalien, Nordafrika, auf Sardinien und Korsika, dann in Südfrankreich und schließlich in Spanien.
Als später die Römer die Vorherrschaft im Mittelmeerraum errangen, hatten auch sie den Olivenbaum im Schlepptau. So kam er in alle römischen Provinzen, die sich klimatisch eigneten und der frostempfindlichen Pflanze eine Heimat bieten konnten.

Verschwenderischer Verbrauch im alten Rom

Tierische Fette, auch Butter, waren bei reichen Römern in der Küche verpönt. Das Wort »butirum« ist griechischen Ursprungs und wird von Hippokrit und Plutarch in der Bedeutung von »Salbe« überliefert. Butter wurde auch zu Sapo verarbeitet, einem Vorläufer unserer Seife.

Der römische Schriftsteller und Agronom Lucius Columella schrieb: »Der Ölbaum ist der erste unter allen Bäumen. (Olea prima omnium arborum est.)« Sein Stellenwert war so hoch, dass römische Bürger sogar von der Militärpflicht befreit wurden, wenn sie einige Hektar Land mit Olivenbäumen bepflanzten. Gajus Plinius der Ältere, der große römische Naturwissenschaftler (23 – 79), philosophierte über das Olivenöl: »Zwei Flüssigkeiten sind es, die dem menschlichen Körper angenehm sind, innerlich der Wein, äußerlich das Öl, beide von Bäumen kommend, aber das Öl ist etwas Notwendiges.«
Die Römer gaben reichlich Olivenöl an ihre Speisen, wie aus einer Bemerkung von Plinius in seiner »Naturalis historia« ersichtlich wird. Er schrieb: »Mit der Zeit bekommt das Öl einen unangenehmen Geschmack; im Unterschied zum Wein ist es schon nach einem Jahr überaltert.« Daraus zog er den Schluss: »Dass wir mit Öl knausern, wollte die Natur anscheinend nicht. Sie fördert vielmehr dadurch, dass es schnell aufzubrauchen ist, ausgiebige Verwendung.«
Der römische Feldherr Cato berichtete über die bäuerliche Ernährungsweise: Sie bestand vorwiegend aus Brot, Wein, Salz und Oliven.

Mehrere Olivensorten waren bekannt

Von Vergil weiß man, dass bereits unterschiedliche Olivensorten gezüchtet wurden, nämlich orchis (eirund und ölreich), radius (länglich und zum Einlegen geeignet) und pausia (besonders fleischig und vor-

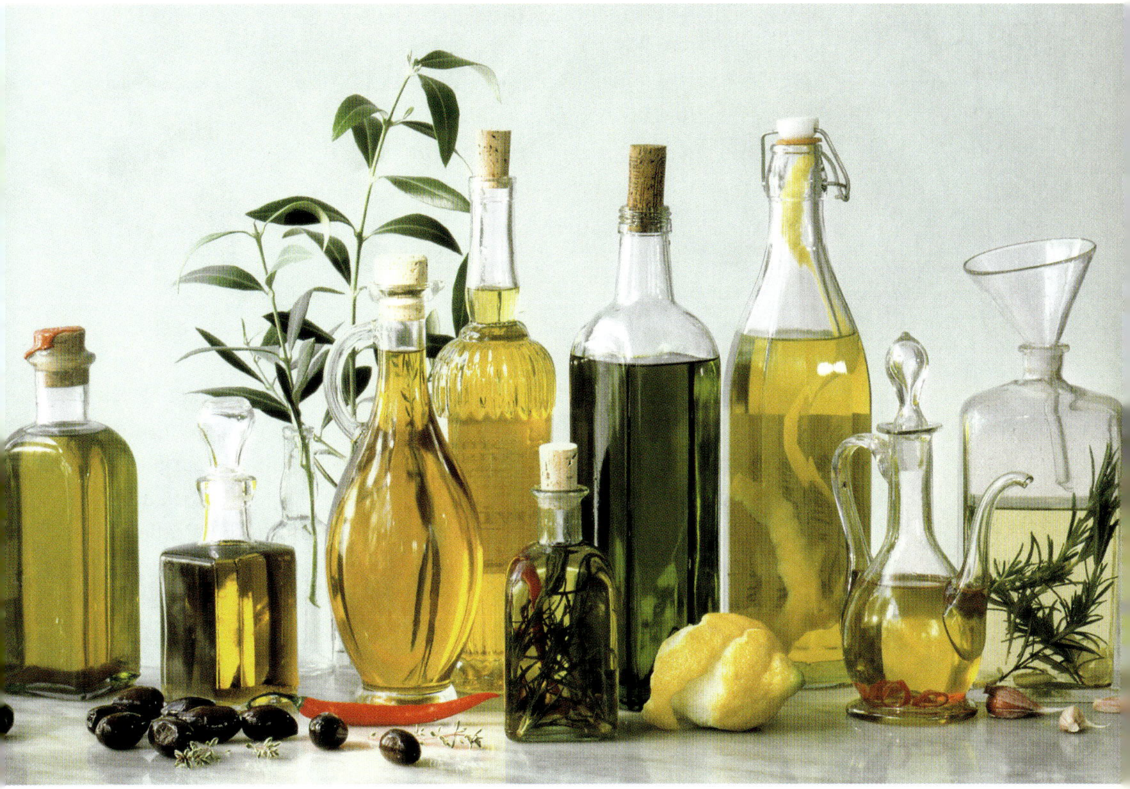

züglich zum Verzehren). Auch empfahl er reichlich Oliven zu essen, denn sie seien fruchtbar, fleischig und dem Frieden geweiht. Plinius der Ältere berichtet in seiner »Naturalis historia« sogar von 15 Olivensorten im antiken Rom, aus denen Öl gepresst wurde, ein Hinweis, dass jeweils schon verschiedene Öle verwendet wurden.

Bereits im alten Rom waren 15 verschiedene Olivensorten bekannt, aus denen wertvolles Öl gepresst wurde.

Die Römer favorisierten an ihren Speisen ein fruchtiges Öl aus den weniger ölreichen grünen Oliven. »Je reifer die Beere, desto fetthaltiger und geschmacksabträglicher das Öl«, schrieb Plinius. Heute nimmt man zur Ölgewinnung lieber die vollreifen, schwarzen Oliven. Der Feinschmecker Apicius empfiehlt in seinem Kochbuch »de re coquinaria« ein Öl aus Dalmatien als besonders hochwertig. Offensichtlich wusste man schon damals regionale Qualitätsunterschiede zu würdigen. Mit Öl wurde zu jener Zeit nicht nur gebraten und gekocht, sondern es wurden auch gare Speisen damit veredelt. Noch heute träufelt man in der italienischen Küche vor dem Essen einige Tropfen des besten Olivenöls über Pasta, Minestrone, Risotto, Polenta und viele andere Gerichte.

Der Weg in die Neuzeit

Um Olivenöl noch populärer zu machen, finanziert die Europäische Gemeinschaft Kampagnen zur Förderung des Olivenölverbrauchs mit einem Etat von 35 Millionen Euro im laufenden Haushalt.

Im 16. Jahrhundert gelangte der Olivenbaum an Bord spanischer und portugiesischer Karavellen über den Atlantik nach Peru, Chile, Argentinien und Mexiko, im 18. Jahrhundert auch nach Kalifornien. In der Neuzeit wanderte er noch weiter, nach Südafrika und Australien. Heute gibt es Olivenbäume sogar in Japan und China.
Im antiken Griechenland sollen nach Berechnungen der Informationsgemeinschaft Olivenöl im Durchschnitt 55 Liter Olivenöl pro Kopf und Jahr verbraucht worden sein. Diese enorme Menge kam zustande, da das Öl nicht nur als Nahrung, sondern auch zu vielen anderen Zwecken diente. Heute verzehrt ein Grieche immerhin noch stattliche 21 Liter Olivenöl im Jahr, danach kommen die Italiener mit zwölf Liter, die Spanier mit zehn Liter, die Portugiesen mit fünf Liter und die Franzosen mit einem Liter.
Während in den Mittelmeerländern Olivenöl selbstverständlich immer die erste Wahl war, hat bei uns neben den gesundheitlichen Vorteilen des Olivenöls die wachsende Beliebtheit vor allem der italienischen, aber auch der südfranzösischen und spanischen Küche den Verbrauch angekurbelt. Der Pro-Kopf-Verbrauch in Deutschland ist in den letzten Jahren kräftig gestiegen (von 0,3 l) und liegt nun bei 0,85 Liter im Jahr (Österreich 0,7 l, Schweiz 1,0 l). Und die Tendenz in Mittel- und Nordeuropa ist weiterhin steigend. Beim Öl wie beim Essig wird zunehmend mehr Wert auf Qualität gelegt. Unter allen Pflanzenölen hat sich Olivenöl zur absoluten Nummer eins unter den Qualitätsölen in Europa entwickelt, vor allem aufgrund seines inzwischen anerkannten gesundheitlichen Wertes und des immer beliebter werdenden Geschmacks, der vielen Gerichten eine besondere Note gibt.

Ein antikes Heilmittel

In historischer Zeit war die Palette der Anwendungen des Olivenöls als Arzneimittel und zu Heilzwecken viel breiter als heute. Bei dem Öl handelte es sich um eine Art Allround-Medizin, die man eigentlich gegen alles und jedes verabreichte. »Olivenöl vertreibt jedes Übel«, sagte ein Sprichwort. Hier einige der bekannten Anwendungen:

- Auf der Basis des grüngoldenen Öls rührte man Wund- und Heilsalben an.
- Man wendete es in Form von Einreibungen, Bädern oder Umschlägen an bei juckenden Ekzemen, schmerzenden Hämorrhoiden, Insektenstichen, Verätzungen durch Quallen, Verbrennungen, rissiger Haut, Gicht, Rheuma, Erschöpfungszuständen, Kopfschmerzen und anderem mehr.
- Man benutzte Olivenöl auch als Sonnenschutzmittel – zu Recht, wie japanische Wissenschaftler neuerdings bewiesen haben. Nach gesicherten Forschungsreihen stellt Olivenöl in der Tat einen wirksamen UV-Schutz dar.
- Den Blättern des Olivenbaums sprach man adstringierende, blutreinigende und hautstraffende Wirkungen zu.
- Die Blüten verwendete man, um Fieber zu senken.
- Rinde, Blüten und Blätter waren probate Heilmittel bei Geschwüren, Infektionen und eitrigen Entzündungen.
- Hippokrates riet zu Abreibungen mit Öl und Wein, wenn es keine Möglichkeit zum Baden gab.
- Die Einnahme des Olivenöls empfahlen frühere Heilkundige vor allem bei Verdauungsbeschwerden, Magenschmerzen, Gallensteinen, Vergiftungen oder Menstruationsproblemen.
- Mundspülungen mit Öl sollten weiße, gesunde Zähne und ein kräftiges Zahnfleisch gewährleisten.
- Die Früchte des Ölbaumes, die Oliven, galten als probate Arznei gegen Magen- und Milzerkrankungen.

Manche der Anwendungen haben bis heute überdauert, während sich andere mittlerweile als wirkungslos erwiesen haben. Durch Waschungen mit Öl kann natürlich kein stark infektiöser Aussatz bekämpft werden, wie es im Alten Testament (3. Buch Moses) heißt.

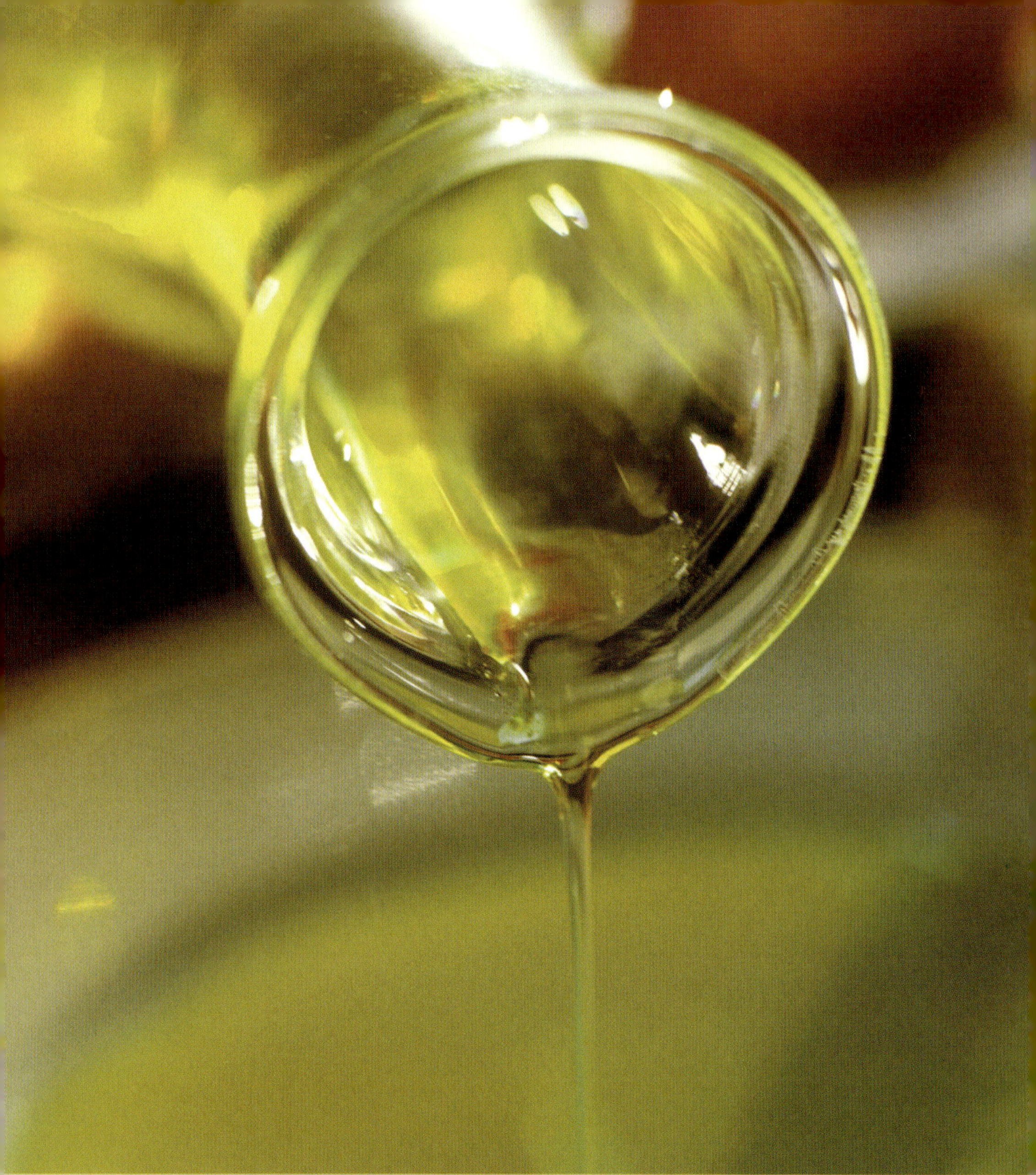

Olivenöl – das Gesundheitselixier

Balsam für Herz und Verdauungssystem

Was die Bewohner des Mittelmeerraumes seit Jahrtausenden aus Erfahrung wissen, wird auch von der modernen Ernährungswissenschaft bestätigt. Das Öl aus den grünen, grüngelben und den reifen, braunschwarzen Oliven ist eines der gesündesten Speisefette, die es gibt. Kaum eine andere Fettsubstanz, sei sie pflanzlichen oder tierischen Ursprungs, vermag so viel für unser Wohlbefinden, unsere körperliche und geistige Leistungsfähigkeit zu erwirken. Nicht umsonst findet man in Regionen, in denen traditionell viel Olivenöl konsumiert wird wie auf Kreta oder in Süditalien, die ältesten Menschen Europas. Damit ist Olivenöl nicht nur gesund, sondern auch ein hochwirksames Anti-Aging-Mittel, ein wahres Elixier aus dem köstlichen Jungbrunnen südländischer Ernährungsweise.

Ein wichtiger Baustein gesunder Lebensweise

Eine olivenölreiche Ernährung, wie sie beispielsweise in der so genannten Kretadiät umgesetzt ist, wird als Gesamtkonzept verstanden. Da spielen ein hoher Gemüse- und Obstverzehr, viele Ballaststoffe und die Einschränkung des Konsums tierischer Fette eine ebenso wichtige Rolle wie der Einsatz des Pflanzenöls. Es macht wenig Sinn, fettigem Fastfood, Großportionen von Schweinebraten oder in reichlich Schweineschmalz herausgebackenen Küchlein ein Teelöffelchen Olivenöl zuzugeben. Das mag zwar die Verdauungsarbeit nach solch schweren Gerichten ein wenig erleichtern, weil das Öl den für die Fettverdauung wichtigen Gallefluss stimuliert. Doch einen echten, auf ein langes Leben ausgerichteten, gesundheitlichen Nutzen wird man damit eher nicht erzielen.

Das seit der Antike geschätzte, dickflüssige Olivenöl entfaltet seine jung erhaltenden Kräfte dann am besten, wenn es an Stelle anderer Fette verzehrt wird – und nicht etwa als Draufgabe.

Die neun Übel

Wer gesund bleiben und ein hohes Alter erreichen will, muss in erster Linie für intakte Blutgefäße sorgen. Über die Hälfte aller Todesfälle basiert bekanntlich auf einem Versagen des Herz-Kreislauf-Systems. Jahr für Jahr sterben weltweit mehr als 15 Millionen Menschen an einem

Herzinfarkt, der in der Regel auf Verengungen beziehungsweise Verkalkungen im Bereich der Herzkranzgefäße zurückgeht. Auf dem Kongress der Europäischen Gesellschaft für Kardiologie (ESC) im Jahr 2004 in München wiesen Herzspezialisten darauf hin, dass es neun Faktoren sind, die das Risiko, einen Herzinfarkt zu erleiden, dramatisch erhöhen. Die beiden wichtigsten:

1. Rauchen
2. Ungünstige Zusammensetzung der Blutfette

Mediziner sagen: »Der Mensch ist so jung bzw. so alt wie seine Gefäße.« Olivenöl leistet einen wichtigen Beitrag, uns vor Gefäßerkrankungen zu schützen.

Allein diese beiden Einflussgrößen sind an zwei Dritteln aller Herzinfarkte Schuld. Das erbrachte die Studie »Interheart«, bei der die gesundheitlichen Daten von etwa 30 000 Menschen aus 52 Ländern begutachtet wurden.
Gegen das Rauchen lässt sich mit Olivenöl natürlich nichts ausrichten, gegen ungünstige Blutfettwerte dagegen umso mehr, da das Fett in unserem Blut größtenteils von der Qualität und der Menge unserer Nahrungsfette bestimmt wird. Auch die restlichen sieben Risikofaktoren haben weitgehend mit der Ernährung zu tun:

3. Diabetes (Zuckerkrankheit)
4. Fettleibigkeit
5. Hoher Blutdruck
6. Zu wenig Obst und Gemüse
7. Mehr als ein Glas Wein pro Tag (20 g Alkohol)
8. Bewegungsmangel
9. Stress

Wenige Regeln – großer Nutzen

Für die Kardiologen steht fest: Herz-Kreislauf-Erkrankungen wären auf nahezu simple Weise zu verhindern, und damit wäre die Welt von einer Geißel befreit, die ähnlich wütet wie dereinst die Pest im Mittelalter. Zusammengefasst lautet ihre Botschaft: Das Rauchen einschränken und eine Ernährungsform wählen, die weltweit unter dem Begriff

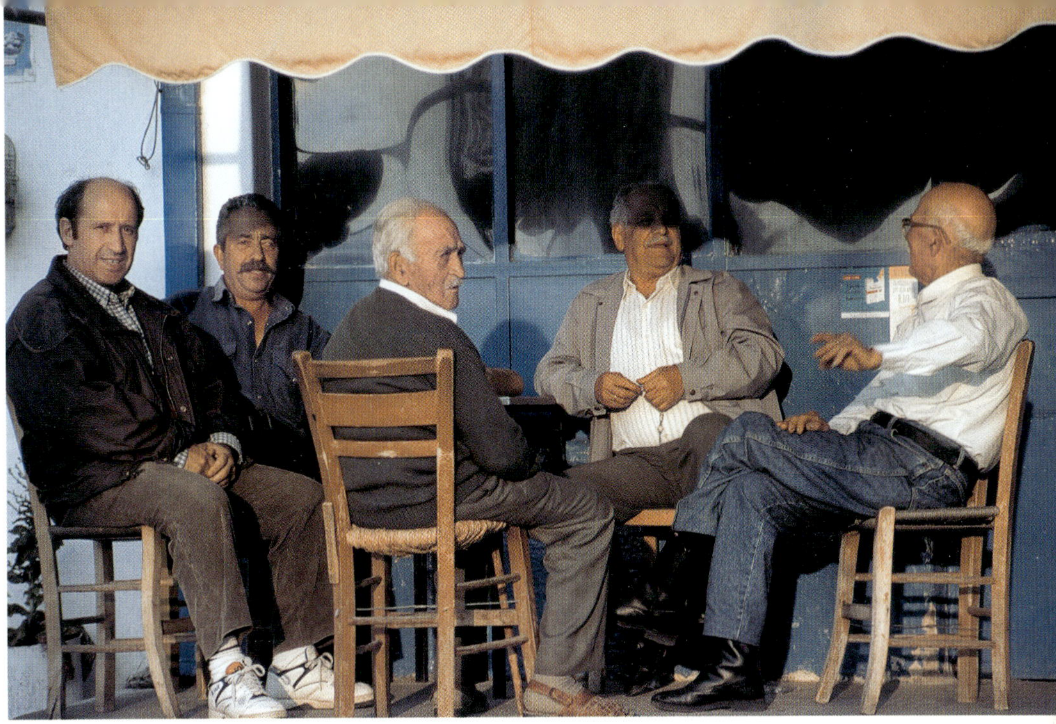

»Kretadiät« bekannt geworden ist, mit viel Obst und Gemüse und als Fett am besten Olivenöl.

Wissenschaftler sind sich einig: Die Kretadiät schützt nachhaltig vor Herz-Kreislauf-Erkrankungen.

Ein gesundes Herz bis ins hohe Alter

Die erste groß angelegte Untersuchung, die auf den außerordentlichen Wert von Olivenöl verwies, ist unter dem Namen »Sieben-Länder-Studie« weltweit zum Begriff geworden. Unter anderem wurden dabei die allgemeinen Ernährungsgewohnheiten, der genaue Fettkonsum, die Cholesterinwerte und die Sterblichkeitsraten infolge Gefäßerkrankungen des Herzens von mehr als 10 000 Testpersonen 15 Jahre lang erfasst. Die Probanden stammten aus Griechenland, Italien, Holland, Finnland, dem ehemaligen Jugoslawien, den USA und Japan. Das Ergebnis der Studie war erstaunlich. Diejenigen, die am meisten Olivenöl verzehrten, hatten das geringste Risiko, infolge Gefäßerkrankungen des Herzens, der Todesursache Nummer eins, zu sterben. Sie hatten die höchste Lebenserwartung und waren rundum am gesündesten. Die Gewinner dieser Gesundheitslotterie waren die Bewohner der griechischen Mittelmeerinsel Kreta, deren Ernährungsweise fortan von der Weltöffentlichkeit genau beäugt wurde.

Die Sieben-Länder-Studie

Die sehr bekannt gewordene Untersuchung ergab interessante Daten z. B. über die Sterblichkeitsraten infolge koronarer Herzkrankheiten.

Region	pro 10 000 Personen
Finnland (Ost)	1 202
USA	773
Finnland (West)	741
Niederlande (Zutphen)	636
Italien (Rom)	515
Italien (Montegiorgio)	447
Italien (Crevalcore)	424
ehemal. Jugoslawien (Slawonien)	389
ehemal. Jugoslawien (Zrenjanin)	297
ehemal. Jugoslawien (Dalmatien)	216
Griechenland (Korfu)	202
Japan (Tanushimaru)	144
Japan (Ushibuka)	127
ehemal. Jugoslawien (Velica Krsna)	67
Griechenland (Kreta)	38

Die traditionelle Kost der Kreter

Die Kreter decken etwa ein Drittel ihres Kalorienbedarfs mit Fett, wobei ein Großteil davon Olivenöl ist. Ein zehntel Liter täglich zum Kochen, Backen, Braten, für Salate oder pur als Morgentrank ist dort das mindeste. Ansonsten essen sie mehrmals täglich frisches Obst, viel Brot, Kartoffeln, Nudeln, Reis, reichlich Gemüse, Hülsenfrüchte, Salate und Kräuter. Sehr sparsam sind sie hingegen mit Fleisch, Fisch, Meeresfrüchten und Milchprodukten wie Käse, Quark, Joghurt oder Milch. Und was den Alkoholkonsum anbelangt, liegen sie mit 15 Gramm pro Tag, also höchstens einem kleinen Glas Wein, auf dem Niveau der Empfehlungen von Herzspezialisten. Ein simpler, aber sehr erfolgreicher Speisezettel.

Ernährungsumstellung half Herzpatienten

Insgesamt ergab diese Lebensmittelzusammenstellung die so genannte Kretadiät, die später vielfach sozusagen im Wortsinn auf Herz und Nieren überprüft wurde. Die American Heart Association beispielsweise, eine staatliche Gesundheitsorganisation in den USA, verabreichte diese Kostform bereits am Herzen erkrankten Patienten und konnte damit deren Risiko, einen Infarkt oder eine Embolie zu erleiden, um 70 Prozent senken, im Vergleich zu denen, die normale Krankenhauskost bekamen. Andererseits konnte nachgewiesen werden, dass Veränderungen der Essgewohnheiten in Südeuropa hin zu mehr Fleisch, Fertiggerichten und Fast Food auch prompt die Cholesterinwerte und die Infarktraten ansteigen ließen.

Auch in Japan isst man gesund

Doch wie verhält es sich mit Japan? Im Land der aufgehenden Sonne kennt man traditionell keine fleischarme kretische Küche und kein Olivenöl als Fettlieferant und hat trotzdem hervorragende Gesundheitsdaten vorzuweisen. Dafür, so glauben Experten, zeichnet speziell die fernöstliche Ernährungsweise mit reichlich Meeresalgen, Sojaprodukten, Reis, Gemüsegerichten und Fisch verantwortlich. Auch diese Lebensmittel liefern kaum gesättigte Fettsäuren, fast kein Cholesterin und stattdessen viele potente Biostoffe. Des Tennos Küchenmeister scheinen also eine echte Alternative zur gesunden, olivenölreichen Mittelmeerkost herzuzaubern.

Die gesundheitlichen Daten von in die USA ausgewanderten Japanern verschlechterten sich erheblich, wenn sie sich den dortigen Ernährungsformen angepasst hatten.

Fett ist nicht gleich Fett

Bekanntlich gibt es recht unterschiedliche Fettarten, die uns als Nahrungsmittel dienen, angefangen bei den annähernd reinen Fetten wie Butter, Schmalz oder pflanzlichen Ölen bis hin zu Fetten, die in Fleisch, Wurst, Milchprodukten, Nüssen und anderen Lebensmitteln enthalten sind. Für unsere Gesundheit ist dabei vor allem wichtig, wie die einzelnen Fette chemisch gesehen aufgebaut sind. Man unterscheidet:

- Gesättigte Fettsäuren wie die Myristin- oder Stearinsäure: Sie sind mit Wasserstoffatomen gesättigt und gelten als träge, reaktionsunlustige Substanzen. Sie finden sich verstärkt in tierischen Produkten (Butter 60 %, Schweineschmalz 43 %).
- Einfach ungesättigte Fettsäuren wie die Palmitolein- oder die Ölsäure: Sie können noch ein Wasserstoffatom aufnehmen und reagieren bedingt mit anderen Substanzen. Sie sind sowohl in tierischen Produkten (Butter 37 %, Schweineschmalz 49 %) als auch in pflanzlichen Erzeugnissen (Distelöl 15 %, Sonnenblumenöl 27 %) enthalten, ohne in einem der Bereiche verstärkt aufzutreten.
- Mehrfach ungesättigte Fettsäuren wie die Linol- oder die Linolensäure: Sie haben noch Platz für mehrere Wasserstoffatome und sind äußerst reaktionsfreudig. Sie finden sich vorwiegend in pflanzlichen Erzeugnissen (Distelöl 78 %, Sonnenblumenöl 67 %).

Ein bemerkenswertes Fettsäuremuster

Die einfach ungesättigten Fettsäuren verleihen dem Olivenöl eine längere Haltbarkeit, das heißt, das Öl wird bei Kontakt mit Sauerstoff nicht so schnell ranzig.

Das Besondere an Olivenöl ist seine Fettsäurezusammensetzung. Von wenigen Ausnahmen wie dem teuren Haselnussöl abgesehen, ist Olivenöl das einzige Lebensmittel, das normalerweise zu etwa 75 Prozent, im Einzelfall aber sogar bis zu 90 Prozent aus einfach ungesättigten Fettsäuren besteht. Vergleichsweise gering ist sein Gehalt an gesättigten Fettsäuren (in der Regel ca. 15 %) und mehrfach ungesättigten Fettsäuren (ca. 10 %). Und genau darin scheint ein Schlüssel zu dem außerordentlichen gesundheitlichen Nutzen des mediterranen Öls zu liegen.

So konnte beispielsweise eine groß angelegte Studie aus den USA, die Nurses Health Study, im Jahr 1997 mit der Erkenntnis aufwarten, dass man das Risiko einer koronaren Herzerkrankung um satte 42 Prozent senkt, wenn man lediglich 5 Prozent weniger gesättigte Fettsäuren und dafür 5 Prozent mehr ungesättigte zu sich nimmt. Praktisch ausgedrückt heißt dies: Wenn man etwas weniger tierische Fette und dafür mehr pflanzliche, am besten Olivenöl, verzehrt, tut man viel für Gesundheit und ein langes Leben. Fett ist also beileibe nicht gleich Fett und sollte bewusst ausgewählt werden.

Die Fettsäuren im Olivenöl

Je nach Anbaugebiet, Ernte und Herstellungsweise unterscheiden sich die Inhaltsanalysen von Olivenöl zum Teil beträchtlich. Zusammengefasst ergibt sich folgendes Bild:

Gesättigte Fettsäuren	8 bis 25 %
Einfach ungesättigte Fettsäuren	55 bis 90 %
Mehrfach ungesättigte Fettsäuren	4 bis 23 %

Die genaue Aufschlüsselung lautet:

Palmitinsäure	7 bis 21 % (gesättigt)
Stearinsäure	bis 4 % (gesättigt)
Palmitoelinsäure	bis 5,5 % (einfach ungesättigt)
Ölsäure	54 bis 90 % (einfach ungesättigt)
Linolsäure	1 bis 23 % (zweifach ungesättigt)
Laurin-, Arachidon- und Linolensäure	bis 1 % (mehrfach ungesättigt)

Weniger tierische Fette

Gesättigte Fettsäuren, die vorwiegend in tierischer Kost zu finden sind, erhöhen den Gesamtcholesterinspiegel und das schädliche LDL-Cholesterin. Im Gegenzug senken sie das nützliche HDL-Cholesterin. Sie lassen Blutplättchen leichter verklumpen und verstärken dadurch die Gefahr von Ablagerungen in den Arterien, was schließich zu Gefäßverschlüssen mit den Folgen Herzinfarkt oder Schlaganfall führen kann. Außerdem machen sie es sich gerne in unseren Speicherzellen an Bauch, Hüften und Po bequem, was zu Übergewicht und damit weitreichenden negativen gesundheitlichen Konsequenzen führt.

Eine der wichtigsten Aussagen der Sieben-Länder-Studie dürfte die Warnung vor übermäßigem Fettkonsum tierischen Ursprungs sein. Der Urheber der Studie Ancel Keys sah in diesen Fetten »die größten Übeltäter« in unserer Ernährung. Nicht umsonst landeten Finnland und die USA, wo sehr viele tierische Nahrungsmittel verzehrt werden, in der Sieben-Länder-Studie auf den letzten Plätzen.

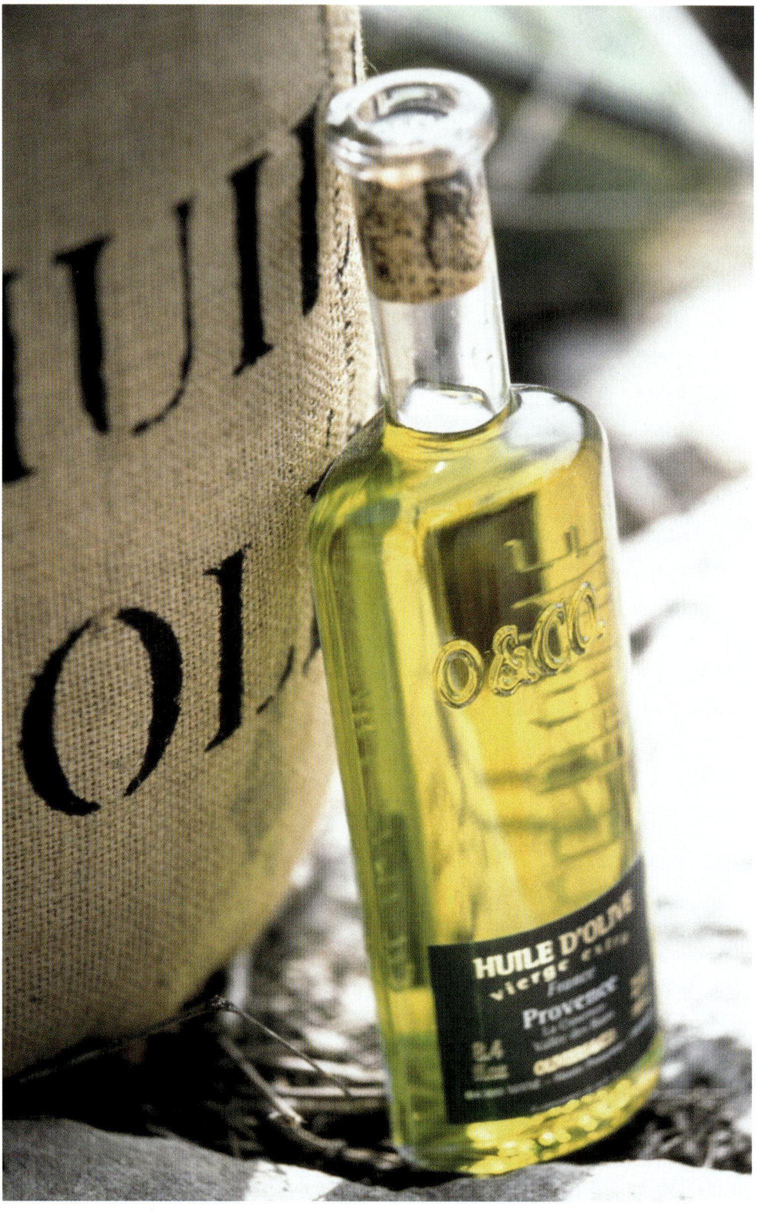

Olivenöl enthält nur wenig gesättigte Fettsäuren und ist frei von Cholesterin.

Die Cholesterinzufuhr senken

Wenn man zu viel gesättigte Fettsäuren verzehrt, kann dies die Cholesterinwerte in unerwünschte oder gar bedrohliche Höhen treiben. Dies ist das Ergebnis eines direkten Einflusses dieser Fette auf die Cholesterin enthaltenden Partikel im Blut. Unabhängig davon stellt sich beim Essen von gesättigten Fettsäuren, sofern sie aus tierischen Nahrungsmitteln stammen, aber noch ein weiterer unerwünschter Effekt ein. Man nimmt dann gleichzeitig reichlich Cholesterin auf, das als so genannter Fettbegleitstoff fast ausschließlich in tierischer Nahrung zu finden ist. Das erhöht die Cholesterinwerte des Blutes nochmals, und zwar über ein kompliziertes System von Rückkoppelungen.
Ein Großteil des Cholesterins im Organismus wird ja von der Leber hergestellt. Wir benötigen es für Hormonbildung, Galle und gesunde Zellmembranen. Taucht nun zu viel Nahrungscholesterin auf, drosselt die Leber ihre Produktion. Das signalisiert den Körperzellen, für die das Cholesterin aus der Leber bestimmt ist, weniger Cholesterin aufzunehmen. Die Cholesterinrezeptoren an den Zellen versagen dann zum Teil ihren Dienst. Und das hat zur Folge, dass das Nahrungscholesterin im Blut verbleibt und für entsprechend ungesunde Werte sorgt.
Olivenöl liefert nicht nur wenig gesättigte Fettsäuren. Es ist auch frei von Cholesterin – eine der wichtigsten Voraussetzungen für intakte Gefäße und ein starkes Herz.

Nicht immer sind zu hohe Cholesterinwerte Folge von falscher Ernährung. Wer jedoch für diesen Risikofaktor erblich vorbelastet ist, sollte durch die Wahl seiner Lebensmittel gegensteuern.

Die essenziellen Fettsäuren

Seit bekannt ist, dass zu viel gesättigte Fettsäuren und zu viel Cholesterin in der Nahrung der Gefäßgesundheit abträglich sind, gab es für Ernährungsexperten nur eine Richtung: weg von tierischen Fettquellen, hin zu pflanzlichen Ölen und Ölfrüchten, die kein Cholesterin enthalten und am besten reich an mehrfach ungesättigten Fettsäuren (MUF) sind. Die bekanntesten davon dürften die zweifach ungesättigte Linolsäure und die dreifach ungesättigte Linolensäure sein. Auch die Omega-3-Fettsäuren aus Fischölen und Leinöl gehören zu den MUF. Solche hochreaktiven und stoffwechselanregenden Fettbestandteile zeichnen sich durch eine ganze Reihe lebenswichtiger Funktionen aus, die sie innerhalb unseres Organismus ausüben. Und da unser Körper sie nicht selbst herstellen kann, sind wir gezwungen, sie regelmäßig mit der Nahrung aufzunehmen. Deshalb nennt man diese Fettsäuren essenziell (wesentlich, notwendig). Sie finden sich ebenfalls in Olivenöl, wenn auch in geringerer Menge.

Ein Mangel hat üble Folgen

Fehlen solche essenziellen Fettsäuren in der Nahrung, kann es zu sehr ernsten Gesundheitsstörungen kommen, die von Hautkrankheiten, Blutbildveränderungen, Nierenblutungen bis hin zu Leberschäden reichen. Besonders problematisch ist eine Unterversorgung mit diesen Fettsäuren im Säuglingsalter, wo Wachstumsstörungen und Gehirnschäden auftreten können. Nicht umsonst hat Muttermilch einen zehnprozentigen Anteil an Linolsäure. Und da Olivenöl genauso viel von diesem Fettbestandteil enthält, wird die Sitte in den Mittelmeerländern, den Babyfläschchen etwas davon zuzugeben, durchaus verständlich. Aber auch Erwachsene profitieren davon, Olivenöl nicht nur als Kochzutat, sondern als wichtige Nahrungsergänzung und mildes Naturheilmittel anzuwenden.

Was essenzielle Fettsäuren bewirken

- Sie liefern wie alle Fettstoffe Energie.
- Sie unterstützen die Zellatmung.
- Sie sind Baustoff entzündungshemmender Gewebehormone (Prostaglandine).
- Sie beugen Immunerkrankungen und rheumatischen Erkrankungen vor.
- Sie senken den Gesamtcholesterinspiegel.
- Sie erhöhen das gute Cholesterin, die HDL-Werte.
- Sie hemmen die gefährliche Zusammenballung von Blutplättchen.
- Sie fördern Gerinnselauflösungen.
- Sie wirken blutdrucksenkend.
- Sie beugen Übergewicht vor.
- Sie wirken stimmungsaufhellend.

Linolsäure geriet unter Verdacht

Sieht man sich die Liste der positiven gesundheitlichen Effekte von mehrfach ungesättigten Fettsäuren an, könnte man, wie lange Zeit geschehen, allen Ölen mit einem hohen Anteil daran den Vorzug geben. Walnussöl (72 %), Distelöl (78 %) oder Traubenkernöl (70 %) wären z. B. geeignete Kandidaten. Das Olivenöl scheint da mit gerade einmal zehn Prozent abzufallen. Doch mittlerweile sind die Ernährungswissenschaftler zu weitergehenden Erkenntnissen gelangt, die dem Olivenöl zum entscheidenden Durchbruch verhalfen und es für den Dauergebrauch, auch den Vielverbrauch, als das beste Öl ausmachten. Einige Studien ließen den Verdacht aufkommen, zu viel Linolsäure könnte das Krebsrisiko erhöhen. Mit durchschnittlich neun Prozent Linolsäure ist Olivenöl jedoch regelrecht linolsäurearm, verglichen mit den anderen Ölen.

Die gute Haltbarkeit von Olivenöl im Vergleich zu anderen hochwertigen Pflanzenölen wirkt sich auch im Körper vorteilhaft aus: Seine Fettsäuren sind widerstandsfähiger gegen die Oxidation durch freie Radikale.

Das Oxidationsproblem

Der vielleicht wichtigste Punkt ist aber: Die Linolsäure und mehr noch die höher ungesättigten Fettsäuren oxidieren wesentlich leichter als die einfach ungesättigte Ölsäure, aus der Olivenöl zu gut drei Vierteln besteht. Die Ölsäure hält einen Angriff durch aggressive Sauerstoffmoleküle, durch so genannte freie Radikale entschieden besser aus als die empfindlichen, hoch reaktiven, mehrfach ungesättigten Fettsäuren. Dies bedeutet, dass die Hauptfettsubstanz des Olivenöls innerhalb unseres Organismus nicht so leicht zu Oxidationsprozessen führt, wie es andere Ölfette tun. Fachleute sagen, dass durch den Konsum von Olivenöl die Lipidperoxidation besonders gering ausfällt. Und das ist einer der wichtigsten Gründe, warum das flüssige Fett aus den Früchten des Ölbaums so überaus wertvoll für unsere Gefäßgesundheit ist.

Die Lipoproteine

Sowohl Fette als auch Cholesterin können nicht frei, sondern sozusagen nur in verpackter Form mit dem Blut fortbewegt werden. Diese »Verpackungen« sind kleine Kügelchen mit dem Namen Lipoproteine

Durch einen gesunden Lebensstil lässt sich das Herz-Kreislauf-Risiko eindeutig senken. Ein wesentlicher Faktor dabei ist die Ernährung mit hochwertigen Fetten.

(Lipo = Fett, Proteine = Eiweiß). Enthalten Lipoproteine sehr viel Cholesterin (47 %), wenig Eiweiß (21 %) und wenig Fett (9 %), nennt man sie low density lipoproteins (LDL), also Fett-Eiweiß-Partikel geringer Dichte. In dieser Form sind sie besonders anfällig für eine Oxidation durch freie Radikale und ein ernst zu nehmender Risikofaktor für Gefäßverengungen. Der Blutlaborwert für LDL-Cholesterin sollte unter 150 mg/dl liegen. LDL-Werte von mehr als 190 mg/dl erhöhen bei Männern das Herzinfarktrisiko um das hundertfache gegenüber Werten unter 120 mg/dl.
Enthalten Lipoproteine viel Eiweiß (47 %), weniger Cholesterin (18 %) und wenig Fett (7 %), werden sie high density lipoproteins (HDL), also Fett-Eiweiß-Partikel hoher Dichte genannt. In dieser Form dienen sie dem erwünschten Abtransport von überschüssigem Cholesterin. Der Laborwert für HDL-Cholesterin sollte mindestens 35 mg/dl betragen.

Die Lipidperoxidation

Auch wenn die Entstehung arteriosklerotischer Gefäßverengungen und damit die Hauptursache für Herzinfarkt und Schlaganfall noch nicht bis ins allerletzte Detail geklärt werden konnte, ist die Mehrheit der Fachwissenschaftler sich einig. Sie vertreten in etwa folgende Auffassung: Die krankhaften Gefäßveränderungen sind das Ergebnis eines längeren Prozesses, bei dem sowohl die LDL-Cholesterin-Partikel im Blut als auch freie Radikale eine entscheidende Rolle spielen. Darin liegt die Erklärung, warum hohe Cholesterinwerte überhaupt so gefährlich sind. Die LDL-Partikel sind im Blutplasma ständig einem Angriff durch freie Ra-

So vermeidet man Gefäßverengungen

- LDL-Werte mit gesunden Pflanzenfetten niedrig halten.
- LDL-Partikel durch die einfach ungesättigten Fettsäuren des Olivenöls oxidationsbeständiger machen.
- Das Aufkommen von freien Radikalen im Organismus gering halten.
- Mehr Antioxidanzien mit Obst, Gemüse und Olivenöl aufnehmen.

Schäden durch freie Radikale

- arteriosklerotische Gefäßverengungen
- Immunstörungen
- Gedächtnisstörungen
- Leistungsabfälle
- Gewebeschäden
- Krebserkrankungen
- Gelenkbeschwerden
- Hautdegenerationen und Falten

dikale ausgesetzt. Die aggressiven, degenerierten Sauerstoffmoleküle haben allerdings Gegenspieler, die sie unschädlich machen können. Das sind Antioxidanzien wie Vitamin C oder E oder bestimmte sekundäre Pflanzenstoffe. Solche Substanzen kursieren ständig durchs Blut und finden sich auch in den LDL-Partikeln. Sie gewährleisten diesen Partikeln eine Zeitlang Schutz. Dieser Schutz reicht aber nicht immer aus, vor allem nicht:

- wenn zu viele freie Radikale auftauchen,
- wenn die Fettsäuren innerhalb der LDL-Partikel zu empfindlich sind, oder
- wenn sich die Cholesterinpartikel an Mikroverletzungen der Gefäßinnenwände verfangen. Solche Miniwunden in den Gefäßen können beispielsweise von Eiweißabbauprodukten wie dem Homozystein verursacht worden sein.

Nitrit aus der Fleisch- und Wurstkonservierung oder landwirtschaftliche Rückstände, beispielsweise Pestizide in der Nahrung, fördern freie Radikale.

Die »Müllentsorgung« stockt

Werden die LDL-Partikel von freien Radikalen geschädigt, also oxidiert, treten die Riesenfresszellen unseres Abwehrsystems, die Makrophagen, auf den Plan. Sie versuchen die schadhaften Partikel zu zersetzen und zu entsorgen. Da die Cholesterinteilchen aber sehr fettig sind, übernehmen sich die Makrophagen daran regelrecht und werden zu so genannten Schaumzellen aufgebläht. Diese Schaumzellen sammeln sich mit den degenerierten Cholesterinresten an der Gefäßinnenseite an. Es kommt zu fettigen, verengenden Ablagerungen. Die Belastungen, die an betroffenen Gefäßbereichen entstehen, können wiederum zu mikroskopisch kleinen Schäden führen, die von herbeieilenden Blutzellen repariert werden sollen. Dadurch entsteht fibröse Plaques, narbenartige Verdickungen, in die auch Kalzium eingelagert wird. Wegen der Kalziumanhäufung nennt man so eine Verengung auch Verkalkung. Am Ende dieser Kaskade arteriosklerotischer Gefäßveränderungen kann der vollständige Verschluss des Gefäßes, der Infarkt, stehen.

Gefahr durch freie Radikale

Für die Gefäßgesundheit sind nicht nur die richtigen Fettsäuren und möglichst cholesterinarme Nahrungsmittel wichtig. Auch die Oxidation der Cholesterinpartikel im Blut durch freie Radikale sollte niedrig gehalten werden.

Freie Radikale entstehen verstärkt durch:

- Zu viel Sonne
- Erschöpfung, Stress
- Zu reichliches Essen
- Zu lange gelagerte Lebensmittel
- Zu hoher Alkoholkonsum
- Abgase, Smog
- Rauchen
- Radioaktive Strahlung
- Röntgenstrahlung

Freie Radikale sind bestimmte Sauerstoffmoleküle, die über ein so genanntes ungepaartes Elektron verfügen oder, vereinfacht gesagt, die ein Elektron zu wenig haben. Reagiert so ein Radikal beispielsweise mit einem Fettmolekül, dann entreißt es diesem ein Elektron. Die Folge: Das Fettmolekül ist jetzt nicht mehr komplett und braucht seinerseits ein Elektron. So setzt eine Art zerstörerische Kettenreaktion ein, die die gesamte Fettsubstanz mit der Zeit ranzig werden lässt und zerstört. Innerhalb unseres Organismus werden freie Radikale für eine Vielzahl von Funktionsstörungen und vorzeitigen Alterungsprozessen verantwortlich gemacht.

Die Schädlinge meiden

Leider ist es nicht so, dass man diese zerstörerischen Moleküle einfach vermeiden könnte wie Giftpilze, die man nicht verzehrt. Ein gewisses Maß an freien Radikalen ist immer in unserem Körper vorhanden, z. B. als Folge der ganz normalen Sauerstoffverwertung innerhalb unserer Zellen. Trotzdem kann man verhindern, dass freie Radikale überhand nehmen, indem man sich Einflüssen entzieht oder enthält, die ihr Aufkommen verstärken.

Hilfe durch Antioxidanzien

Der natürliche Schutz, mit dem unser Organismus gegen den Angriff freier Radikaler ausgestattet ist, sind Antioxidanzien, also Stoffe, die Oxidationen verhindern. Ohne diese Substanzen würden wir binnen kurzem regelrecht verbrennen. (Die Verbrennung ist wie das Ranzigwerden chemisch gesehen die Verbindung eines Stoffes mit Sauerstoff.) Immerhin wird jede Körperzelle rund 10 000-mal am Tag von freien Radikalen angegriffen. Da sind starke Schutzstoffe nötig wie die Vitamine A, E oder C. Die Vitaminmoleküle geben den freien Radikalen Elektronen ab und verwandeln sie dadurch in harmlose, leicht abzubauende Substanzen. Darüber hinaus gibt es aber viele weitere Helfer in unseren Nahrungsmitteln, die den Mikroterroristen in uns Paroli bieten wie die Mineralstoffe Zink und Selen, einige Phytoöstrogene oder so genannte sekundäre Pflanzenstoffe wie Flavonoide oder Sulfide, von denen manche die bekannten Vitamine noch um ein Vielfaches an Wirkkraft übertreffen.

Gerade in kaltgepresstem Olivenöl haben neueste Forschungen hochpotente Antioxidanzien entdeckt, die für unsere Gesundheit vielleicht noch wichtiger sind als das wertvolle Fettsäuremuster des Öls.

Freie Radikale erfüllen allerdings auch wichtige Aufgaben im Körper und sind nur im Übermaß schädlich: Sie sorgen für den Abbau von geschädigtem Zellmaterial.

Zellschutz durch Vitamin E

Bereits in den 1950er Jahren konnte in wissenschaftlich kontrollierten Laborversuchen der Universität Nebraska (USA) das Leben von Mäusen deutlich verlängert werden, wenn man ihr Futter mit Antioxidanzien wie Vitamin E anreicherte. Mittlerweile sind auch die Mechanismen, die diesen wundersamen Anti-Aging-Effekt auslösen, weitgehend geklärt. Die Antioxidanzien verhindern Zellschädigungen durch freie Radikale und verschaffen dem Zellmaterial auf diese Weise eine lang anhaltende Regenerationsfähigkeit.

Die antioxidative Wirkung des fettlöslichen Vitamin E wird noch beträchtlich verstärkt, wenn dem Körper gleichzeitig ausreichend Vitamin C zur Verfügung steht.

Dabei unterscheidet man unter anderem wasserlösliche Antioxidanzien wie Vitamin C, die im Zellinneren wirken, und fettlösliche wie Vitamin E, die vor allem in den Zellmembranen gespeichert werden, da die Schutzhüllen unserer Zellen vorwiegend aus Fetten und Eiweiß (Phospholipiden) bestehen. Dort bewahrt das Vitamin E die hoch empfindlichen mehrfach ungesättigten Fettsäuren vor oxidativen Prozessen. Intakte bzw. gestärkte Zellmembranen helfen nicht nur, das Zellinnere gegenüber negativen Einflüssen fit zu machen. Auch alle lebensnotwendigen Austauschprozesse der Zelle mit der umliegenden Gewebeflüssigkeit und dem Blut profitieren davon. So unterstützt Vitamin E die Zellatmung, stärkt das Immunsystem und wirkt entzündungshemmend. Außerdem hält es das Blut flüssig, indem es die Blutplättchen reguliert und die Oxidation der LDL-Partikel erschwert.

Erst gemeinsam stark

Die Vitamin-E-Moliküle verbrauchen sich zwar bei diesen Funktionnen, können aber durch Vitamin C für eine Zeitlang wieder hergestellt werden. Letzteres ist ein Beispiel für die synergistischen Effekte, die den Antioxidanzien zu eigen sind. Sie unterstützen sich gegenseitig und sind in ihrer Gesamtwirkung immer stärker als in der Summe ihrer Einzelwirkungen. Deshalb ist die Aufnahme vieler verschiedener Antioxidanzien durch den Konsum von Obst, Gemüse und pflanzlichen Ölen besser als einzelne Vitaminpräparate zu schlucken.

Erwiesener Hautschutz

Abgesehen von den Wohltaten, die Vitamin E in unserem Körperinneren erwirkt, kann es auch äußerlich aufgetragen helfen. Im Jahr 2000 stellte die Universität Berkeley in Kalifornien eine (im übrigen preisgekrönte) Studie vor, die bewies, dass von außen aufgetragenes Vitamin E in tiefere Hautschichten vordringt und dort zellschützende Eigenschaften entfaltet. Bis dahin war nie ganz klar gewesen, ob die Haut solche Substanzen von außen überhaupt aufzunehmen vermag. Damit ist der alte Brauch in den Mittelmeerländern, Olivenöl als Sonnenschutzmittel und auch zur Linderung bei Sonnenbrand zu verwenden, wissenschaftlich untermauert. Das Vitamin E und andere Antioxidanzien in dem Öl tun hier die erwünschten Dienste, schützen und regenerieren die Hautzellen, die ansonsten durch das verstärkte Auftreten freier Radikaler in der Sonne Schaden nehmen bzw. geschädigt wurden.

Die nötige Vitamin-E-Versorgung

Für Lebensmittelchemiker handelt es sich bei Vitamin E um eine Gruppe von Mikrostoffen, die Tocopherole und Tocotrienole genannt werden und die in alpha-, beta-, gamma- und delta-Formen unterteilt sind. Am meisten scheint Untersuchungen zufolge das d-alpha-Tocopherol für unsere Gesundheit zu leisten. Bei Vitamin-E-Präparaten aus dem Drogeriemarkt sollte deshalb darauf geachtet werden, dass sie nicht lediglich Vitamin E oder Tocopherol enthalten. Hinter diesen Bezeichnungen verbergen sich in der Regel künstlich hergestellte Substanzen, die erwiesenermaßen wesentlich schwächer wirken als das natürliche d-alpha-Tocopherol. Nur wenn das auf der Packung ausgewiesen ist, hat man ein gutes Präparat. Und auch deshalb ist es am besten, das nötige Vitamin E bevorzugt daher zu beziehen, wo es natürlich vorkommt, z.B. in:

- kaltgepressten pflanzlichen Ölen
- Ölfrüchten wie Oliven
- Ölsaaten
- Nüssen

Ein erhöhter Bedarf an Vitamin E wird für Schwangere und Stillende, Leistungssportler, Raucher und ältere Menschen veranschlagt. Auch wer sich recht fettreich ernährt, sollte mindestens 15 mg Vitamin E pro Tag aufnehmen.

Zehn Milligramm täglich

Nicht umsonst nennt man dieses Vitamin auch das »Ölvitamin«. Eine regelrechte Vitaminbombe ist Weizenkeimöl, das von allen Ölen und

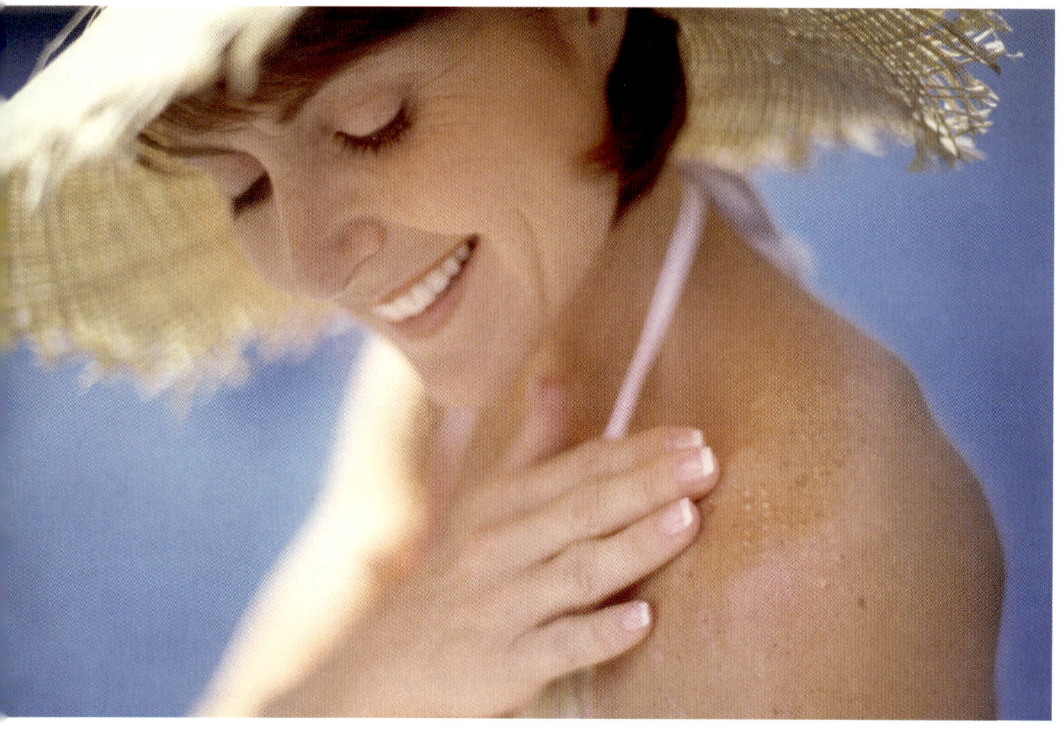

Olivenöl wirkt auch äußerlich: Es schützt vor allzu intensiver Sonnenstrahlung und lindert Sonnenbrand.

überhaupt von allen Lebensmitteln mit 220 mg/100 ml am meisten Vitamin E zu bieten hat. Doch wegen seines hohen Anteils an mehrfach ungesättigten Fettsäuren (62%) ist es nicht zum ständigen Gebrauch und auch nicht zum Erhitzen geeignet. Da ist Olivenöl besser, auch wenn sein Vitamin-E-Gehalt mit etwa 15 mg/100 ml niedriger ausfällt. Bei einem empfohlenen Tagesbedarf von etwa 10 Milligramm liegen übrigens die Bewohner Kretas mit ihrem Brauch, morgens ein Stamperl Olivenöl pur zu verköstigen, genau richtig.

Allerdings gibt es auch einige Extrempositionen, was den Tagesbedarf an dem Ölvitamin angeht. So empfiehlt beispielsweise die amerikanische Krebsgesellschaft, 200 bis 800 Milligramm Vitamin E täglich zu essen, um Krebserkrankungen effektiv vorzubeugen, besonders wenn man älter als 60 Jahre ist.

Wertvolle Inhaltsstoffe im Olivenöl

- Vitamin E (d-α-Tocopherol) (12–24 mg/100 g): zellschützend, jungerhaltend
- Provitamin Beta-Karotin (0,03–0,37 mg/100 g): für Zellgesundheit, stärkt das Immunsystem, für gesunde Augen, für schöne Haut
- Vitamin D (in geringen Mengen): für die Knochengesundheit
- Polyphenole wie Oleuropein, Tyrosol: stark antioxidativ, entzündungshemmend, antithrombotisch
- Sterole: cholesterinsenkend, krebsvorbeugend
- Kohlenwasserstoffe wie Squalen: antioxidativ, krebsvorbeugend, gewichtsreduzierend
- Chlorophyll: antioxidativ (bei dunkler Lagerung)
- Kalium, Kalzium, Magnesium (in Spuren): geringer Beitrag zur Mineralstoffversorgung

Mit Olivenöl lässt sich diese Menge natürlich nicht mehr decken. Dafür hat Olivenöl aber einige Antioxidanzien zu bieten, die noch stärker als Vitamin E oder C wirken.

Allroundmittel Olivenöl

Schon seit längerem ist bekannt, dass beispielsweise der Konsum von Äpfeln wesentlich stärkere antioxidative Kräfte entfaltet, als es ihr nicht allzu hoher Vitamin-C-Gehalt erklären könnte. Des Rätsels Lösung erbrachte eine Studie der Universität New York. Verantwortlich für den segensreichen Effekt sind sekundäre Pflanzenstoffe in den Äpfeln, Geruchs- und Geschmacksstoffe, die für sich genommen ein Vielfaches an Wirkkraft von Vitamin C zu bieten haben und darüber hinaus den speziellen Vitamin-C-Nutzen noch erheblich steigern.

Ähnlich verhält es sich mit dem Olivenöl. Auch hierin fanden sich solche Stoffe, deren antioxidative Wirkung z.B. die von Vitamin C, wie Fachleute sagen, um Zehnerpotenzen übersteigen. Dabei handelt es sich um so genannte Polyphenole, um Aromastoffe, die unter anderem

»An apple a day keeps the doctor away« – diese alte englische Spruchweisheit hat immer noch Gültigkeit. Das Zusammenwirken sekundärer Pflanzenstoffe ist eine relativ neue Erkenntnis, die dies beweist.

für den leicht bitteren Geschmack von Oliven verantwortlich sind. Sie finden sich im Fruchtfleisch und in den Fruchtschalen. Bei schonender Herstellungsweise mit einer geringen Hitzeentfaltung (Abtropfverfahren oder schonende mechanische Pressung) gelangen sie auch in die Öle. Zu diesen Substanzen gehören Tyrosol, Hydroxityrosol und Oleuropein. Die ersten beiden sollen besonders immunstärkend sein, also beispielsweise Erkältungen effektiv vorbeugen. Doch vor allem Oleuropein hat es Forschern angetan, die darin ein Mittel gegen Herzrhythmusstörungen und erhöhten Blutdruck ausmachten, ganz abgesehen von den allgemeinen Anti-Aging-Effekten, die es durch seine stark zellschützenden Eigenschaften entfaltet.

Oleuropein tut auch der Haut gut

Hautpflegeserien mit Olivenöl sind »in« – und das mit gutem Grund: Die wertvollen Inhaltsstoffe wirken auch äußerlich auf der Haut aufgetragen nährend und schützend.

Ein Beweis für den außerordentlichen gesundheitlichen Nutzen, den Oleuropein im menschlichen Organismus erzielen kann, ist wohl die Tatsache, dass es mittlerweile in isolierter Form in Apotheken erhältlich ist. Und zwar sowohl als potentes Nahrungsergänzungsmittel als auch als Bestandteil von Kosmetikserien. Denn wie Vitamin E kann es auch äußerlich aufgetragen für die Jungerhaltung der Haut sorgen und Falten, Altersflecken und anderen altersbedingten Hautdegenerationen vorbeugen.

Die Haut bleibt davon elastisch, gewinnt an Spannkraft und regeneriert sich wieder. Effekte, die man früher in den Mittelmeerländern – sicherlich auch in Ermangelung anderer Kosmetikpräparate – schlicht mit dem Einmassieren von Olivenöl erzielte.

Squalen für die schlanke Linie

Eine weitere hochinteressante Substanz, die in Olivenöl entdeckt wurde, ist Squalen. Es ist ein wichtiger Baustoff des allseits bekannten DHEA, des Hormons Dehydroepiandrosteron. In den USA stehen DHEA-Präparate in jedem Healthstore-Regal und werden als Jungbrunnen, Fitmacher und vor allem der schlanken Linie wegen angepriesen. Ob solche Pillen wirklich helfen, sei dahingestellt. Sicher hingegen ist unser

körpereigenes DHEA ein echtes Anti-Aging-Mittel und eine wirkungsvolle Fettbremse. Es zügelt den Appetit, behindert den Einbau von Fett in unsere Fettzellen und aktiviert Enzyme, die Fett aus den Fettzellen herausschleusen. Außerdem fördert es kräftig das Muskelwachstum. Was will man mehr? Auf der einen Seite Fett ab- und auf der anderen Seite Muskeln aufbauen. Bleibt nur noch die Frage: Wie aktiviert man die körpereigene DHEA-Produktion im Organismus? Neben viel Bewegung am besten durch die Aufnahme von reichlich Squalen und Chrom, das ebenfalls an der DHEA-Herstellung beteiligt ist.
Squalen ist nicht nur in Olivenöl zu finden, sondern auch in Thunfisch. So empfehlen sich beispielsweise öfter einmal Spaghetti mit Thunfisch, Oliven, Kapern und einem extra Schuss gutem Olivenöl. Vollkornprodukte sind wiederum ausgezeichnete Chromspender. Also Vollkornspaghetti wählen, und fertig ist ein echt mediterranes Vollwertessen.

Olivenöl schafft Behagen im Magen

Wie bekömmlich Olivenöl ist, merkt man ganz unmittelbar nach dem Verzehr eines leichten, mit Olivenöl angemachten Gerichts. Auch einige Löffel Olivenöl pur haben noch bei niemandem irgendwelche Beschwerden aufkommen lassen.
Doch wie so oft, wollten Wissenschaftler die Sache genauer betrachten. Es wurde eine Studie mit Patienten durchgeführt, die einen Extremfall in Bekömmlichkeitsfragen darstellten. Sie litten an Magen- oder Darmgeschwüren. Das Ergebnis: Durch die regelmäßige Einnahme von Olivenöl bildeten sich bei etwa einem Drittel der Betroffenen die Geschwüre vollständig zurück. Das ist zwar keine allumfassende, aber doch eine sehr erfreuliche Heilwirkung des mediterranen Öls. Die Besänftigung der aggressiven Magensäure, die mit dem Öl erzielt wird, wird von Fachleuten dafür verantwortlich gemacht. Das deckt sich auch mit der allgemeinen Erfahrung, dass Übersäuerung des Magens und Sodbrennen mit einem Schlückchen Olivenöl gut bekämpft werden können.

Olivenöl pur – auch das ist gesund, aber gewöhnungsbedürftig. Im Übermaß genossen, kann es Übelkeit oder Durchfall hervorrufen.

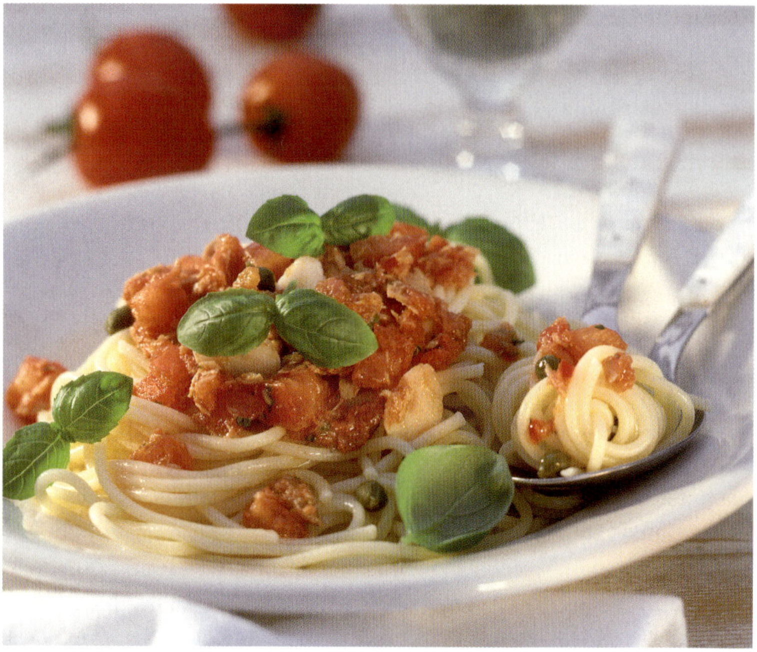

Köstlich und gesund: Spaghetti mit Thunfisch und Oliven

Die Verdauung ankurbeln

Auch dies ist eine allgemeine Erfahrungstatsache: Wer viel Olivenöl konsumiert, erfährt eine angenehme, mild abführende Wirkung. Vermutlich hat dies mit der Stimulation des Galleflusses zu tun, die der Verzehr von Olivenöl mit sich bringt.

Da die Gallenflüssigkeit für die Fettverdauung nötig ist, bedeutet mehr Galle einen rascheren Fettumsatz. Ein zügiger Stoffwechsel ist wiederum für die meisten in unseren Breiten, die infolge überreicher Ernährung mit mehr oder weniger intensiven Darmträgheiten zu kämpfen haben, absolut erstrebenswert.

Es gilt die Gefahr von Verschlackungen im Verdauungstrakt zu verringern, die ansonsten zu ernsten gesundheitlichen Problemen führen können, die sich nicht nur auf Magen und Darm beschränken wie Unwohlsein, Kopfschmerzen, Hautunreinheiten, Allergien, Rheumatismus,

Infektanfälligkeiten und anderes mehr. Olivenöl und besonders auch die Bitterstoffe in den Oliven selbst können einen wichtigen Beitrag zu gesunden Verdauungsverhältnissen leisten.

Weniger Gallensteine

Warum eine olivenölreiche, mediterrane Ernährungsweise relativ selten Gallensteine entstehen lässt, ist nicht genau geklärt. Experten vermuten, dass die Stimulation des Galleflusses durch Olivenöl zu einer besseren Durchspülung der Gallenblase führt und den kleinen Schließmuskel am Gallenblasenausgang eher in eine entspannte Stellung versetzt. So können sich aus Cholesterinablagerungen, Kalk und anderen Substanzen bestehende Gallensteine nicht so leicht in der Gallenblase festsetzen. Jedenfalls gehört die Behandlung von Beschwerden im Bereich der Gallenblase abgesehen von Ölmassagen mit zu den bekanntesten Hausmittelanwendungen von Olivenöl.
Es wurde dazu auch schon ein klinischer Test durchgeführt. Patienten, denen eine Gallenblasenoperation in naher Zukunft leider nicht mehr zu ersparen war, wurden täglich 50 Milliliter Olivenöl mit ein paar Spritzern Orangensaft verabreicht. Dies ersparte ihnen zwar nicht den Eingriff, linderte aber die Schmerzen im Vorfeld der Operation deutlich.

Bei ernsteren Magen- oder Darmproblemen ist immer ein Arzt zu Rate zu ziehen. Selbstbehandlungen, auch wenn ihre Wirkung erprobt ist, sind nur bei leichteren Beschwerden oder als begleitende Maßnahme zur ärztlichen Therapie zu empfehlen.

Osteoporose vorbeugen

Mit schwindender Hormonproduktion in den Wechseljahren stellt sich bei vielen Frauen eine zunehmende Entmineralisierung der Knochen, die gefürchtete Osteoporose, ein.
Eine Studie der Universität Paris brachte dazu Erstaunliches. Schon der geringe Konsum von Olivenöl, lediglich ein halber Liter pro Monat, soll für die Knochenstabilität annähernd denselben Effekt erbringen wie regelmäßige Bewegung, die bekanntlich unverzichtbar ist, will man sich gesunder Knochen bis ins höhere Alter erfreuen. Höchstwahrscheinlich, so die Vermutung der Fachleute, spielt die Art der Nahrungsfette eine wesentlich größere Rolle bei der Osteoporosevorbeugung als bisher angenommen. Jedenfalls zeigen Statistiken, dass Knochenschwund

bei älteren Menschen in den klassischen Olivenländern rund ums Mittelmeer seltener auftritt als in Nordeuropa. Weitergehende Untersuchungen zum Thema Fettverzehr und Knochengesundheit stehen allerdings noch aus.

Hausrezepte mit Olivenöl von A bis Z

Als Hausmittel gegen leichte Beschwerden sollte man selbstverständlich nur ein besonders hochwertiges Olivenöl verwenden, am besten aus dem Bioladen oder Reformhaus.

Olivenöl wurde in der Antike und auch später gegen mannigfaltige Beschwerden und Krankheiten verwendet. »Olivenöl vertreibt jedes Übel« sagt sogar ein Sprichwort. Heute kennen wir in vielerlei Hinsicht bestimmt bessere und wirksamere Mittel. Dennoch gibt es einige altbewährte Hausrezepte mit Olivenöl, die durchaus ihren Sinn haben. Mit ihnen kann man es bei kleineren Wehwehchen ruhig versuchen, wenn man nicht gleich mit schwereren Geschützen auffahren möchte, manchmal auch, wenn sich bei anderen Therapien die gewünschte Wirkung nicht einstellt.

Wie bei jedem Hausmittel aber gilt: Bei länger andauernden Beschwerden und starken Schmerzen nicht selbst herumdoktern, sondern einen Facharzt aufsuchen!

Abszesse

Bei Abszessen und Furunkeln macht man bis heute in Italien Umschläge mit Olivenöl und durchgepresstem Knoblauch, die den Eiter besser abziehen lassen.

Entschlacken

Eine sanfte Entschlackungskur mit Olivenöl wirkt besonders auf Leber und Gallenblase. Nehmen Sie 14 Tage lang morgens auf nüchternen Magen 1 bis 3 Esslöffel natives Olivenöl extra ein. Wenn Sie Olivenöl pur nicht mögen, geben Sie einige Tropfen Zitronensaft hinzu oder rühren das Öl in ein Glas Karottensaft mit Honig. So erhalten Sie zusätzlich eine gute Portion Vitamin A, das wirksam die Sehkraft stärkt.

Gallensteine

Pfarrer Kneipp verordnete sieben Tage lang den Genuss von 75 Gramm Olivenöl täglich, um Gallensteine abzutreiben. Da gibt es heute wesentlich sicherere und auch sanftere Methoden. Bei Gallenschmerzen oder einer Gallenkolik kann man jedoch versuchen, jede Stunde zwei bis drei Esslöffel Olivenöl einzunehmen, bis der Arzt eintrifft.

Gliederschmerzen, Prellungen

Eine Hand voll Kamillenblüten mit 100 Milliliter Olivenöl übergießen. Zwei Wochen an einem kühlen, dunklen Ort ziehen lassen, dann die Blüten abseihen. Die schmerzende Stelle mehrmals täglich damit einreiben. Wenn es schnell gehen soll: Kamillenblüten und Öl zwei Stunden im Wasserbad erhitzen, dann filtern. Das Kamillenöl öfters am Tag sanft einmassieren.

Bei rheumatischen Beschwerden, die sich bei Kälte verschlimmern, helfen Massagen und Einreibungen mit Olivenöl: Sie wärmen und lösen schmerzbedingte Muskelverspannungen.

Hohen Blutdruck senken

Eine Hand voll Olivenblätter (getrocknet oder frisch) in kochendes Wasser geben, 15 Minuten ziehen lassen und abseihen. Zwei Wochen lang morgens und abends eine Tasse von dem Aufguss trinken.

Hornhaut und Schwielen

Eine rohe oder gekochte Knoblauchzehe mit Olivenöl zu einer dickflüssigen Paste vermischen. Den Breiumschlag auf die verhornte oder schwielige Stelle auftragen.

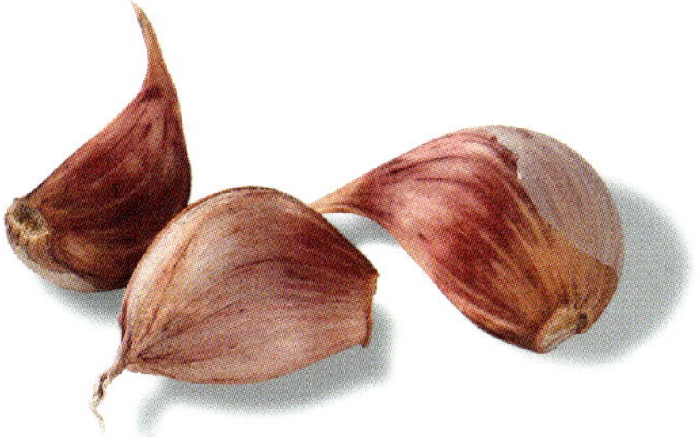

Kater vertreiben

Wenn man einen Esslöffel Olivenöl vor einem Fest einnimmt, beugt man dem Kater am nächsten Morgen vor. Das Öl kleidet die Magenwände aus und bremst die Alkoholaufnahme. Wenn man bereits einen Kater hat, lindern Oliven aufgrund ihres hohen Salz- und Mineralstoffgehalts die typischen Beschwerden.

Kopfschmerzen

In Öl eingelegte Oliven schützen vor den unangenehmen Nachwirkungen eines feuchtfröhlichen Abends. Aus diesem Grund isst man in Spanien und Italien zum Aperitif gerne Oliven.

Olivenöl mit Basilikum, Lavendel, Minze, Rosmarin und Zitronenscheiben ansetzen. Zwei Wochen ziehen lassen (oder zwei Stunden im Wasserbad erhitzen), dann filtern. Öfters am Tag die Schläfen mit diesem aromatischen Kräuteröl einreiben.

Leber und Gallenblase

Olivenöl gilt als traditionelles Heilmittel für Leber und Gallenblase. Es fördert den Gallenfluss und wirkt dadurch verdauungsanregend. Bei Stoffwechselstörungen der Leber empfiehlt es sich daher, regelmäßig Olivenöl in der Küche zu verwenden.
Bei Leberschwäche nimmt man morgens auf nüchternen Magen einen Esslöffel Olivenöl ein. Anschließend trinkt man ein Glas Wasser mit dem Saft einer Zitrone. Wirkt auch leicht abführend.

Narben

Regelmäßiges Einpinseln mit Olivenöl lässt Narben erfahrungsgemäß rascher abheilen. Auch bleibt die Haut an der Wundstelle glatter und elastischer durch die Olivenölanwendungen.

Nervenschmerzen

Dagegen verabreicht man in Italien traditionell Olivenölumschläge. Dazu soll man Olivenöl auf ein Leinentuch geben und die schmerzende Stelle damit verbinden.

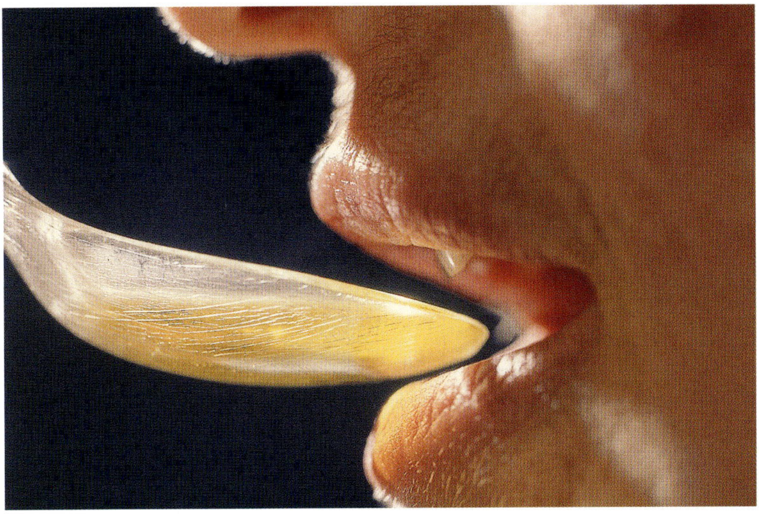

Mundspülungen mit Olivenöl kräftigen das Zahnfleisch und lindern viele Beschwerden.

Ölziehkur

Regelmäßige Mundspülungen mit Olivenöl führen zu weißen Zähnen und einem kräftigen Zahnfleisch. Durch die intensive Reinigungsprozedur wird erfahrungsgemäß auch eine Linderung erzielt bei: Erkältungskrankheiten, Mandelentzündungen, Bronchitis, Haut- und Gelenkproblemen, Kopfschmerzen, Magenleiden, rheumatischen Beschwerden, Verdauungsproblemen und Allergien. Vor allem, wenn diese Probleme immer wieder auftreten, also chronisch geworden sind, hat sich das Ölziehen hervorragend bewährt.

Und so funktioniert's:

- Morgens vor dem Frühstück nimmt man einen Esslöffel Öl in den Mund, spült damit 10 bis 15 Minuten lang, zieht es durch die Zahnzwischenräume oder bewegt es einfach im Mund hin und her.
- Anschließend das Öl ausspucken, gut mit Wasser nachspülen und gründlich die Zähne putzen.
- Erste Erfolge stellen sich normalerweise bereits nach einer Woche ein. Durchgreifende Verbesserungen bedürfen aber längerer Praxis, bei chronischen Beschwerden mehrerer Monate.

Schleimhäute

Olivenöl befreit die Mund- und Nasenschleimhäute von eingeatmeten Lösungsmitteln. Nach dem Hantieren mit Lack und Farbe ist es daher ratsam, den Mund etwa eine Minute mit ein wenig Olivenöl auszuspülen. Das Öl nicht schlucken, sondern ausspucken.

Sodbrennen

Wer zu Sodbrennen neigt, nimmt vor einer schweren Mahlzeit einen Esslöffel Olivenöl ein. Das Olivenöl reduziert die Magensäureproduktion und beugt damit den meisten Formen von Sodbrennen vor.

Verbrennungen

Dieses Hausmittel für leichte Verbrennungen stammt aus Italien. Man lässt zunächst viel kaltes Wasser über die Brandwunde laufen. Dann gibt man eine Mischung aus Wein und Olivenöl darüber. Das fördert die Heilung und soll bewirken, dass keine oder nur kleine Narben zurückbleiben. Stärkere Verbrennungen sollte man aber keinesfalls so behandeln, sondern nur mit einem sterilen Tuch locker abdecken und umgehend dem Arzt vorführen!

Oliven-Massageöl

Für ein vielseitig anwendbares und wohl tuendes Oliven-Massageöl brauchen Sie folgende Zutaten:

- 100 ml natives Olivenöl extra
- 50 ml Distelöl
- einige Tropfen eines ätherischen Öls, z. B. Rosen-, Kamillen-, Apfelblüten- oder Lavendelöl

Verrühren Sie die Öle mit dem Schneebesen und füllen Sie das fertige Massageöl in eine dunkle Flasche. Reiben Sie die schmerzenden Partien mehrmals täglich damit ein, bis die Haut das Öl vollständig aufgenommen hat. Bei lang anhaltenden Verspannungen sollten Sie die Ursache von einem Arzt klären lassen.

Verspannungen

Massagen oder Einreibungen mit Olivenöl wirken krampflösend und schmerzlindernd. Dort, wo mit Öl behandelt wird, verstärkt sich aufgrund eines Wärmeisolationseffekts die Durchblutung des Gewebes. Überschüssige Säuren und Schlacken werden leichter abtransportiert. Massagen mit Olivenöl empfehlen sich bei allen muskulären Verspannungen wie Rückenschmerzen, Muskelkater, Hexenschuss, Muskelkrämpfen sowie bei rheumatischen Beschwerden.
Sie können zur Massage einfach gutes Olivenöl pur verwenden oder, besser noch, ein spezielles Massageöl (Rezept siehe Kasten auf Seite 50).

Ätherische Öle als Zusatz eines Massageöls können für angenehmen Duft sorgen, aber auch hochpotente Wirkung entfalten. Bringen Sie sie nie unverdünnt auf die Haut und achten Sie auf mögliche Allergien und Unverträglichkeiten!

Verstopfung

- Nehmen Sie morgens auf nüchternen Magen ein bis zwei Esslöffel Olivenöl ein.
- Oder Sie trinken ein großes Glas lauwarmes Wasser mit einem Esslöffel Olivenöl. Einige Spritzer Zitronensaft verbessern den Geschmack.

Wunde Stellen

Wenn wunde Stellen nicht abheilen wollen, versuchen Sie es doch einmal mit einem Rezept von Hildegard von Bingen:

- Guten roten Wein und natürliches Olivenöl mischen und leicht anwärmen (auf etwa 38 °C).
- Eine mit diesem Ölwein getränkte Kompresse auf die gut gereinigte Wunde legen und mit einem Verband fixieren.
- Mehrmals täglich wechseln.

Zähne

Man gibt etwas Olivenöl auf den Finger und massiert damit regelmäßig Zähne und Zahnfleisch. Davon sollen mit der Zeit die Zähne weißer und das Zahnfleisch fester werden.

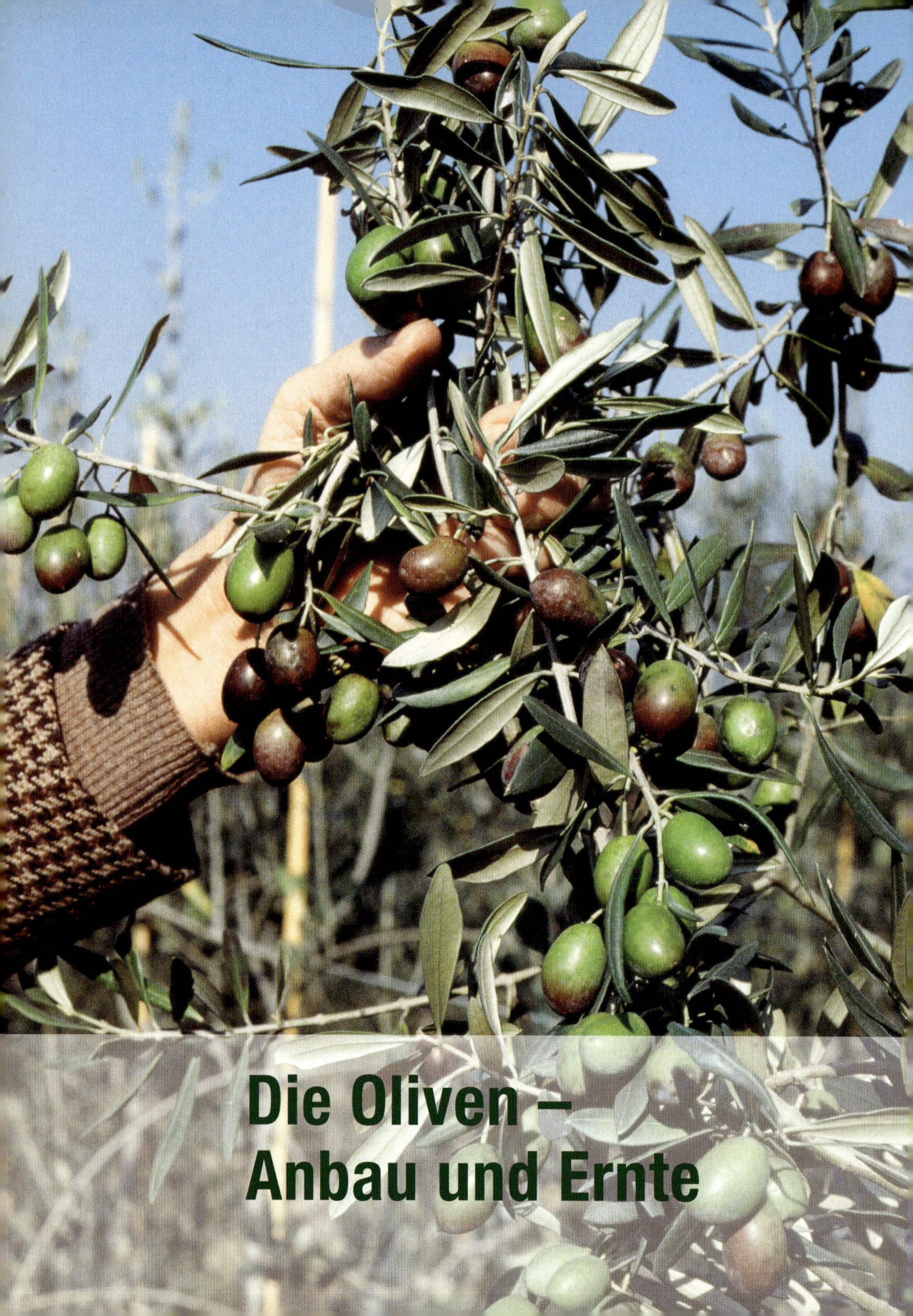

Die Oliven – Anbau und Ernte

Das Werk von Generationen

Olivenbäume sind inzwischen auf allen fünf Kontinenten zu Hause. Aber nicht weniger als 90 Prozent aller Ölbaume umkränzen heute noch das Mittelmeer, gedeihen also immer noch in ihrem ursprünglichen Lebensraum. In ihrer Urheimat sind Bodenbeschaffenheit und klimatische Bedingungen für *Olea europaea* var. *sativa*, den kultivierten Ölbaum, am günstigsten. Weltweit gibt es schätzungsweise einen Gesamtbestand von 830 Millionen Olivenbäumen.

Silbrig schimmernder Schatz des Südens

Der Olivenbaum oder Ölbaum (*Olea europaea*) zählt wie Jasmin, Flieder, Esche, Forsythie, Goldlack und Liguster zur Familie der Ölbaumgewächse, der Oleaceae. Auf den kräftig ausgeprägten, teils sichtbaren Wurzeln fußt ein knorriger Stamm, oft mit Rissen und Spalten. In den buschigen Baumkronen wachsen Abertausende schmaler grüner Blätter mit einer silbrigen Unterseite. Ihre lederartige Konsistenz bewahrt die Blätter in der Gluthitze des mediterranen Sommers vor dem Austrocknen. Bei Wind schimmert das Blattwerk grünlich silbern und verleiht dem Baum ein ätherisches Aussehen. Die Blätter sind immergrün und erneuern sich etwa alle drei Jahre, die Blüten sind zartgelb und weiß.

Rund 80 Prozent aller Olivenbäume wachsen in den klassischen Anbauländern Spanien, Italien und Griechenland. Auf die übrigen Anrainerstaaten des Mittelmeeres entfallen etwa 13 Prozent und nur 7 Prozent auf andere Regionen der Erde.

Die Wurzeln mögen Kalk

Olivenbäume brauchen Licht, Sonne und Wärme. Darüber hinaus sind sie relativ anspruchslos. Am besten wachsen sie auf kalkhaltigen, trockenen und steinigen Böden, auf Hängen wie in der Ebene. Sie gedeihen in Küstennähe ebenso wie in Höhenlagen über 1000 Meter. Leichte Hügellagen bis 500 Meter sind aber für den Olivenanbau besonders günstig. Die Wurzeln reichen bis zu sechs Meter tief ins Erdreich und versorgen Stamm und Äste auch bei lang anhaltender Trockenheit mit dem Leben spendenden Nass. Dieser Umstand ermöglicht es dem Baum, auf kärgstem Untergrund zu überleben. Die Bäume danken es aber mit kräftigem Wuchs und einem reichen Ertrag, wenn sie regel-

Der veredelte oder kultivierte Olivenbaum zeichnet sich durch dornenlose Zweige, große lanzettähnliche Blätter sowie dickere und ölreichere Früchte aus. Mittlerweile gibt es weltweit 150 verschiedene Ölbaumarten.

mäßig bewässert und biologisch gedüngt werden. Olivenbäume, die im traditionellen Anbau wachsen, also nur natürlich gedüngt und per Hand abgeerntet werden, sind auch ein unverzichtbares Biotop für vielerlei Vögel wie Schwarzkehlchen und Mehlschwalben, Insekten und kleine Säugetiere, die mit und in dem Baum leben, ohne ihm Schaden zuzufügen. Zahlreiche Zugvögel aus Nord- und Mitteleuropa nutzen den Olivenbaum als Zwischenstation oder Winterquartier.

Der Ursprung des kultivierten Ölbaums

Wie alt Olivenbäume sind und woher genau sie stammen, ist bislang nicht eindeutig geklärt. Funde versteinerter Blätter im italienischen Mongardino bei Bologna belegen, dass es gegen Ende des Tertiärs vor über einer Million Jahren eine Art Urölbaum gegeben haben muss. Lange Zeit galt der Oleaster, also der Wilde Ölbaum (*Olea europaea syl-*

Ein Methusalem unter den Bäumen

Olivenbäume können uralt werden. Methusalems von 1000 Jahren sind unter ihnen keine Seltenheit. Zwei berühmte Beispiele:

- Im Garten Gethsemane von Jerusalem stehen heute noch acht Olivenbäume, 20 Meter hoch, mit einem Stammesumfang von fünf Metern, die, wie man sich erzählt, schon Zeugen der Leiden Christi gewesen sein sollen. Das hebräische Wort Gethsemane bedeutet übrigens Ölpresse. Durchaus möglich, dass das letzte Abendmahl von Jesus und seinen Jüngern in einer Ölmühle stattfand, die in den Olivenhainen des legendären Gartens stand.
- Im Westen von Kreta, in Kolimbari, einer 5500-Einwohner-Gemeinde, so heißt es, hat ein Olivenbaum gar ein stolzes Alter von 3000 Jahren erreicht. Er wurzelte schon in der Erde, als 776 v. Chr. die ersten Olympischen Spiele ausgetragen wurden. Zwölfeinhalb Meter beträgt der Stammumfang des Riesen, sein Inneres ist ganz hohl. Die Rinde ist voller Klüfte und Krater, kaum sichtbar unter bodenlangen Zweigen mit dicht wachsenden Blättern. Und er trägt sogar noch Früchte. Als Auszeichnung der besonderen Art wurden mit den Zweigen des Olivenbaums aus Kolimbari die Sieger des Marathonlaufs der Männer bei den Olympischen Spielen 2004 in Athen gekrönt.

vestris) als Vorfahre oder Stammpflanze des heutigen, kultivierten Ölbaums. Kennzeichnend für den zwergwüchsigen Oleaster mit den kleinen, länglichen, ledrigen Blättern ist, dass seine Zweige in spitzen Dornen auslaufen. Er trägt nur winzige Früchte, die bitter schmecken und wenig Öl spenden. Temperaturschwankungen machen dem Oleaster nicht viel aus. Als Waldbäume sind die borstigen Gehölze vereinzelt noch auf einigen griechischen Inseln anzutreffen. Erst durch sorgfältige Zuchtauswahl, Pflege und Veredelung ist schließlich daraus, so meinte man, der heutige Olivenbaum (*Olea europaea* var. *sativa*), der Echte Ölbaum, entstanden.
Eine zweite Theorie, die neuerdings als vorherrschend angesehen wird, besagt, dass der kultivierte Ölbaum nicht vom Oleaster, sondern von anderen verwandten Ölgewächsen abstammt, die im ostasiatischen Raum vorkommen. Als Beweis soll die Tatsache dienen, dass ein kultivierter Ölbaum, wenn er nicht gepflegt wird, zwar verwildert und verkümmert, sich aber keinesfalls zum dornigen Oleaster zurückbildet.

Ideales Mittelmeerklima

Die Entwicklung von der Blüte zur Frucht vollzieht sich in den langen, warmen und trockenen Sommern. Zu viele Niederschläge, eine zu hohe Luftfeuchtigkeit in dieser Periode würden Fäulnis, Pilzerkrankungen und eine minderwertige Ölqualität nach sich ziehen.
Im Winter mag es der Olivenbaum eher mild und regnerisch. Temperaturen zwischen 15 und 22 °C sind ideal, einige wenige Frosttage um -1 °C sind für die Blüte und den Fruchtansatz aber doch nötig. Nur unter -7 °C sollte das Thermometer nicht fallen, schon gar nicht über mehrere Tage. Anhaltender Frost kann den Olivenbäumen großen Schaden zufügen. Besonders im nördlicher gelegenen Frankreich zerstören immer wieder längere Frostperioden ganze Plantagen. Olivenbäume gelten als zäh, geradezu als Überlebenskünstler. Sie verfügen über eine enorme Lebensenergie, die ihnen, poetisch überhöht, den Ruf der Unsterblichkeit einbrachte. Selbst wenn der Stamm erfroren ist oder gefällt wurde, schlagen die kräftigen Wurzeln manchmal rund um den morschen Stamm in den nächsten Jahren völlig unerwartet wieder aus,

Noch heute denken Olivenbauern in der Toskana mit Schrecken an den bitteren Frost des Winters 1985, der rund 90 Prozent mühsam gehegter Olivenbäume in der Provinz Lucca komplett zerstörte.

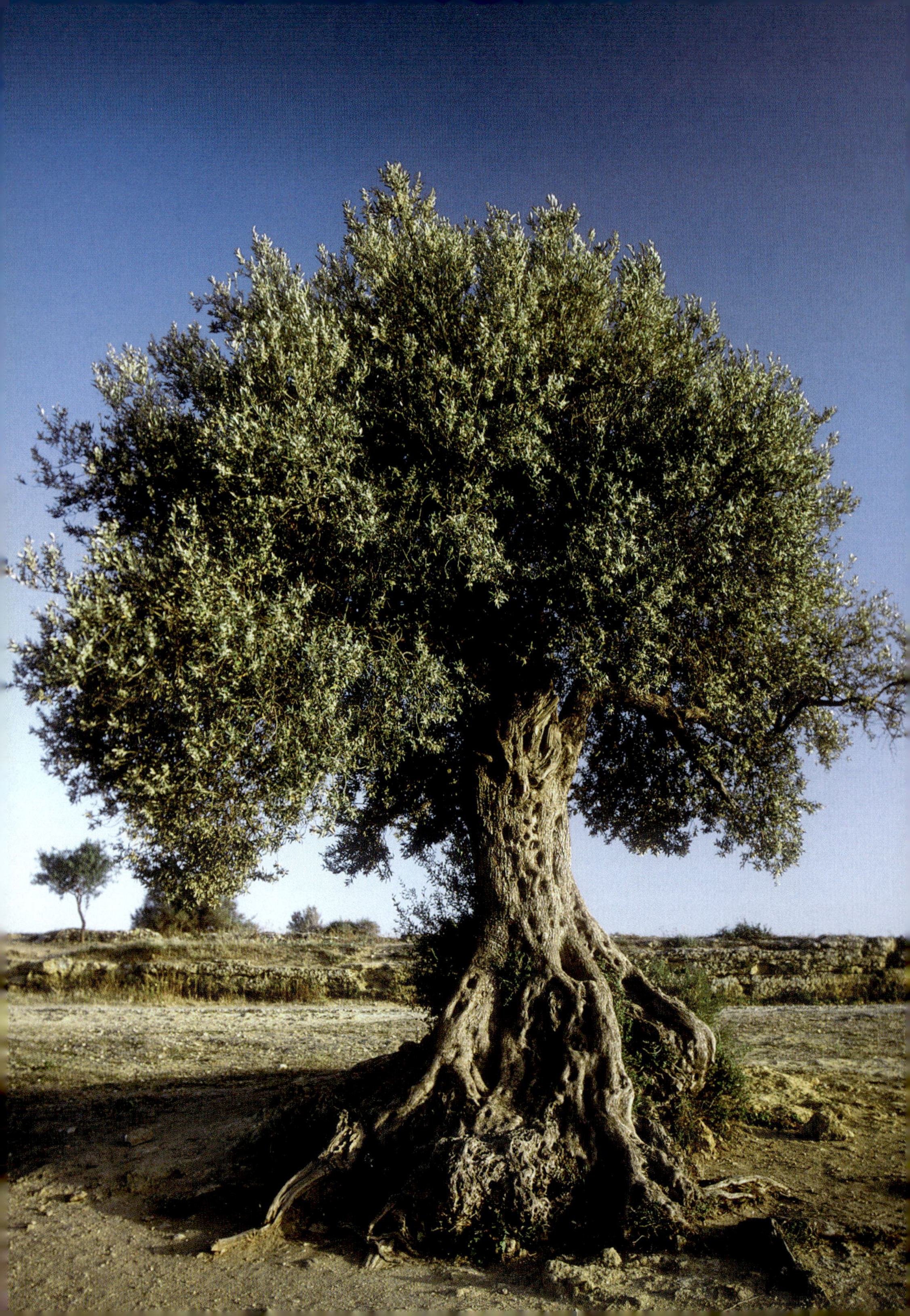

junge Triebe sprießen, und ein neuer Olivenstamm wächst heran, praktisch aus dem alten heraus. Auf diese Weise kommt auch das hohe Alter einiger Olivenbäume zustande. »Es ist ein unbesiegbarer Baum, der aus sich selbst heraus neu geboren wird«, wie Sophokles 400 v. Chr. philosophierte.

Drei Generationen Geduld

Ein altes Sprichwort besagt, dass es drei Generationen dauert, bis man in den Genuss der Früchte des Olivenbaums kommt: Der Großvater pflanzt, der Vater hegt und beschneidet ihn, und erst der Sohn erntet freudig die Früchte und gewinnt das Öl. Wer Oliven anpflanzt, muss also auf längere Sicht planen und viel Geduld mitbringen, denn der Ölbaum entwickelt sich nur langsam. Erst nach fünf bis sieben Jahren trägt er eine nennenswerte Menge an Früchten. Man spricht von der Vorwachstums-Phase, der die eigentliche Wachstumsperiode mit langsam ansteigenden Ernteerträgen folgt. Zwischen dem 25. und 30. Lebensjahr gilt er als ausgewachsen, er ist dann sozusagen in der Blüte seiner Jahre. Von da an kann man für etwa 100 Jahre gute Ernten erwarten. Die Erträge sind jedoch zyklisch; richtig viele Früchte trägt ein Olivenbaum in der Regel nur alle zwei Jahre. Ab 125 bis 130 Jahren beginnt der Baum zu altern. Die Ausbeute wird allmählich geringer und auch unbeständiger. Bäume, die mehrere hundert Jahre alt sind, werfen meist keine Ernte mehr ab.

»Siebzehn Schritt um ein Gewirk aus Alter, Frucht und Zeit« hat der deutsche Schriftsteller Erhart Kästner nach eigenen Angaben einst getan, als er 1943 in der Mitte Kretas » Im Talgrund von Asomatos« auf solch einen Baumriesen stieß.

Pflegeleicht sind sie nicht

Im Talmud, der heiligen Schrift der Juden, steht geschrieben, es sei leichter, einen Olivenhain zu pflegen, als einen Sohn Israels großzuziehen. Nichtsdestotrotz erfordert auch die richtige Pflege der Olivenbäume viel Zeit und Erfahrung. Die Hauptäste müssen in jedem Frühjahr gründlich beschnitten werden. In Frankreich sagt man, die Krone solle so licht sein, dass eine Schwalbe hindurchfliegen könne, ohne sich dabei die Flügel zu verletzen. Zum einen ist das Beschneiden nötig, damit die Oliven genügend Sonne erhalten. Zum anderen können sich nur so neue Triebe bilden, die im darauf folgenden Jahr Früchte tragen. Auch sollten die Bäume möglichst nicht höher als sechs bis acht Meter werden, damit das Pflücken leichter geht. Unbeschnitten erreichen Olivenbäume gerne die doppelte Höhe. Im traditionellen Anbau müssen die Bäume zudem in einem Abstand von etwa zehn Metern gepflanzt werden.

Im Frühjahr wird der Boden um den Stamm in einem Radius, der so groß sein sollte wie die Baumkrone, gelockert und gelüftet, damit die Wurzeln mehr Wasser bekommen. Außerdem wird gejätet, damit dem Baum keine Nährstoffe abgezweigt werden, sowie Dünger untergemischt. Olivenbäume sind Kulturpflanzen. Werden sie nicht ausreichend gepflegt, dann verwildern und verkümmern sie.

Schädlinge schätzen Olivenbäume

Normalerweise bekämpft man die Olivenfliege mit Pestiziden. Im ökologischen Landbau wird versucht, die Schädlinge mit Hilfe von Sexualduftstoffen auf natürliche Weise von den Plantagen fernzuhalten. Manchmal sind auch einfache Hänge-Fallen oder Klebestreifen hilfreich.

Verschiedene, durch Schädlinge verursachte Baumkrankheiten machen den Olivenbauern das Leben schwer. Etwa 15 Prozent aller Ernteausfälle in Südeuropa gehen auf deren Kosten.

Gegen den Rußtau, einen Pilz, der die Blätter mit einem schwarzen Staub überzieht und erstickt, und das Pfauenauge, das gelbe und grüne Flecken auf den Blättern hinterlässt, werden meist chemische Mittel eingesetzt. Die Schwarze Schildlaus (*Coccus oleae*) heftet sich schwarz an Triebe und Blätter und legt zahllose Eier. Sie hinterlässt eine klebrige, wachsartige Spur, auf der sich wiederum Pilze wie *Capnodium elaeophilum* wohl fühlen, was zur Folge hat, dass sich die Rinde schwarz färbt und ablöst. Ohne Behandlung mit einem Kupferpräparat geht der Baum ein. Im biologischen Anbau setzt man natürliche Feinde, räuberische Insekten, ein.

Der am meisten gefürchtete Schädling ist die Olivenfliege (*Dacus oleae*), weil sie ihre Eier in kleinen Löchern ablegt, die sie in die Rinde bohrt. Die heranwachsenden Maden fressen später Gänge in das Fruchtfleisch der Oliven, bis sie verkümmern und schließlich abfallen. Tun sie das nicht und werden mit Maden befallene Oliven gepresst, ergibt das minderwertiges Öl, das wurmig oder erdig schmeckt. Man ver-

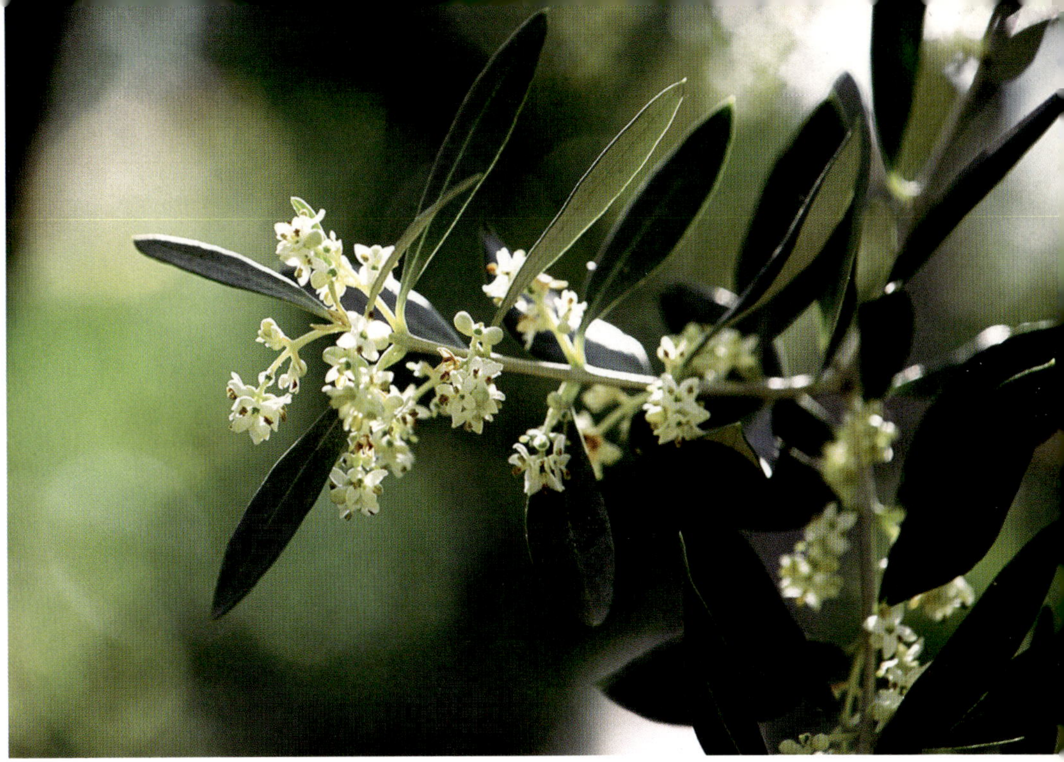

sucht, Olivenhaine in optimalen Ausrichtungen und Höhenlagen anzulegen, um so eine natürliche Resistenz gegen Parasiten zu erwirken. Bäume im traditionellen Anbau werden seltener von Schädlingen befallen als auf Großplantagen, da die im Baum wohnenden Tierchen für ein ökologisches Gleichgewicht sorgen.
In der Regel sind die Schädlingsbekämpfungsmittel, die von den Olivenbauern eingesetzt werden, wasserlöslich. Sie werden beim Pressen in der Zentrifuge mit dem Fruchtwasser restlos vom Öl getrennt, und das Öl bleibt schadstofffrei.

Die gelblichweißen Olivenblüten verströmen einen zarten Duft.

Von der Blüte zur Frucht

Im Frühjahr, zwischen April und Juni (je nach Land und klimatischen Verhältnissen), verwandeln sich die Olivenhaine in ein üppiges Meer von kleinen gelblich weißen Blüten, die an Schneeflöckchen erinnern und einen zarten Duft verströmen. Der Blütenreichtum ist von der Natur vorgesehen, denn von 100 Blüten werden im Schnitt nur fünf zu Oliven. Die Bestäubung ist schwierig, erfolgt sie doch nicht durch Insekten, sondern durch den Wind.

Die Reife erfolgt langsam

Sobald die Blüten welken, bilden sich winzig kleine Fruchtansätze. Zunächst formt sich aus dem Fruchtknoten im Blüteninneren der Stein, um den herum sich das Fruchtfleisch ansetzt. Die Früchte wachsen in der Hitze des mediterranen Sommers nur langsam. Sind sie fleischig und sanft hellgrün getönt, setzt die Lipogenese ein. So bezeichnet man die Umwandlung des Fruchtzuckers und der Fruchtsäure in Fett bzw. Öl, das chemisch gesehen ja flüssiges Fett darstellt. Ab Oktober etwa haben die Früchte ihre sortentypische Größe erreicht. Ihre Form ist mehr oder weniger länglich-oval.

Frühe und späte Ernte

»An Allerheiligen die Olive in der Hand, an Weihnachten das neue Öl«, sagt ein altes französisches Sprichwort.

Grüne Oliven, die unreif geerntet werden, verwendet man meist als Tafeloliven. Es wird aber auch Öl aus grünen Oliven gepresst. Diese »grünen Öle« sind von weniger kräftigem Aroma, schmecken leicht bitter und zart nach Mandeln. Sie werden von Ölkennern geschätzt, weil sie den Eigengeschmack von Fisch, Gemüse oder Salat sanft unterstreichen, aber nie dominieren.

Die grünen Oliven kommen bereits Ende September vom Baum. Sie sind dann noch hart und knackig. Man spricht von der »grünen Ernte«. Um den Sankt Katharinentag am 25. November, wenn auch im Mittelmeerraum der erste Frost einsetzt, wird mit der Ernte der nunmehr weicheren und vollreifen, schwarzen Ölolíven begonnen. Die »späte Ernte« kann je nach Sorte bis in den Februar dauern. Vollreife oder leicht überreife Oliven ergeben ein eher süßes Öl mit wenig oder keinem Bitterton. Außer dem Reifegrad der Oliven, der Sorte und dem Jahrgang bestimmen auch die Bodenbeschaffenheit, der Standort der Bäume und die Witterung, besonders die Sonnenscheindauer, die Qualität des Öls.

Die Ernte macht die meiste Arbeit

Das Ernten der empfindlichen Oliven ist sehr aufwändig und bedarf, um ein gutes Öl pressen zu können, großer Sorgfalt. Man sagt, dass rund die Hälfte des späteren Verkaufspreises auf die arbeits- und da-

Grüne und schwarze Oliven

- Oliven sind Steinfrüchte mit reichlich Fruchtfleisch. Sie bestehen jeweils aus der Außenhaut (Epikarp), dem ölhaltigen Fruchtfleisch (Mesokarp) und einem spindelförmigen Stein (Endokarp), der zwei Samenkörner enthält.
- Grüne und schwarze Oliven sind nicht zwei unterschiedliche Sorten, wie manchmal angenommen wird. Jede Olive ist im unausgereiften Zustand grün, bekommt erst malvenfarbige Sprenkel und verfärbt sich mit zunehmender Reife je nach Sorte bräunlich, rötlich oder violett und schließlich dunkelbraun bis schwarz.
- Im Verlauf der Reifung verändert die Olive ihre Zusammensetzung. Der Ölgehalt nimmt zu und erreicht am Ende je nach Sorte zwischen 15 und 55 Prozent des Fruchtgewichts. Zur Ölgewinnung werden meist die dünnfleischigen, fettreichen Oliven verwendet, wohingegen Oliven, die zum Verzehr bestimmt sind, ein dickes, aber fettärmeres Fruchtfleisch haben.

mit kostenintensive Erntearbeit entfällt. Sind die Früchte überreif oder werden sie beim Pflücken beschädigt, setzt ein natürlicher Gärungsprozess (Fermentierung) ein, was zu einem qualitativ schlechteren, in letzter Konsequenz sogar verdorbenen Öl führen kann. Wichtig ist aus demselben Grund, dass die Früchte rasch zur Presse kommen. Um eine sehr gute Ölqualität zu erzielen, sollten zwischen der Olivenernte und der Pressung höchstens ein bis drei Tage vergehen. Je frischer die Olive in die Presse kommt, desto niedriger ist der die Qualität und den Geschmack mindernde Säuregehalt im Öl und desto größer bleibt der Anteil an wichtigen sekundären Pflanzenstoffen.

Das Pflücken von Hand

Die älteste und arbeitsintensivste Erntemethode ist das Pflücken von Hand. Eine langwierige Arbeit, die viel Sorgfalt verlangt. Die Pflücker stehen auf speziellen Leitern, die unten breit sind, während sich oben die Holme berühren, damit die Früchte und Zweige nicht beschädigt werden. Mit der Hand oder auch mit kleinen, kammartigen Rechen streichen sie die Früchte (vom Astansatz zur Spitze) von den Zweigen

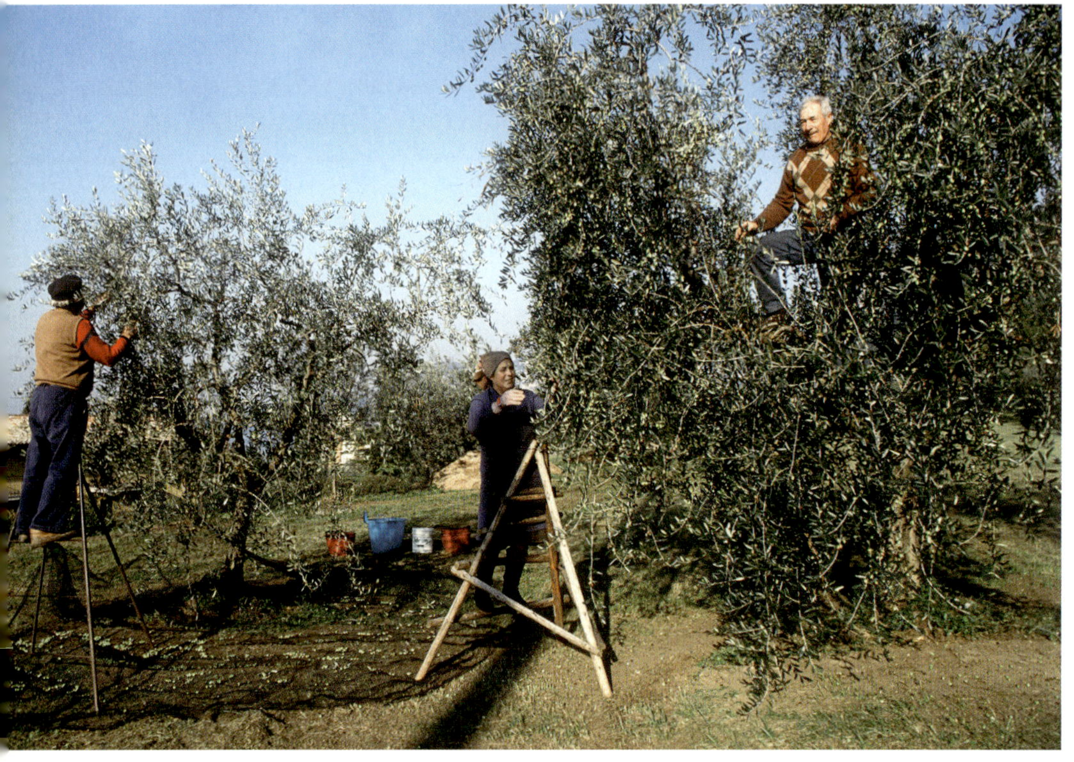

Im Mittelmeerraum werden Oliven vielfach noch traditionell mit der Hand geerntet.

und legen sie in einen geflochtenen Korb, den sie um die Taille geschnallt tragen, oder in einen umgeschlungenen Stoffbeutel. So werden von Olivenbauern mit traditionellen Hainen, in Frankreich heißen sie olivettes, in steileren Hanglagen und auf Terrassen, wo Maschinen nicht einsetzbar sind, noch heute die Oliven eingebracht. Dabei lassen sich reife Früchte leichter von den Zweigen lösen als die grünen. Ein routinierter Pflücker schafft bis zu 100 Kilogramm Oliven am Tag. Im Prinzip ist diese Pflückmethode auch von der Kirschenernte her bekannt. Doch im Unterschied hierzu haften die Oliven wesentlich fester am Baum, und die Ernte fällt meist in die kalte und unwirtliche Jahreszeit. Herbststürme, Regenschauer und erste Fröste machen die Pflückarbeit hart und mühselig.

Das Abschlagen

Rascher geht die Ernte, wenn man unter den Bäumen Nylonnetze oder Planen ausbreitet oder am Boden Matten auslegt, auf denen die Oliven weich landen und nicht durch Bodenkontakt faulen können. Die Erntearbeiter schlagen mit langen, biegsamen Stäben am Zweig entlang, bis die Oliven herunterpurzeln. Oder sie streifen mit Olivenkämmen, einer Art kleiner Harke, durch die mit Früchten behangenen Zweige. Sowohl die Oliven als auch die frischen Triebe, die im folgenden Jahr Früchte tragen, sollten dabei möglichst keinen Schaden nehmen. Dazu ist große Erfahrung, Geschicklichkeit und auch Kraft nötig. Diese Erntemethode ist bei mittelgroßen ölproduzierenden Familienbetrieben sehr gebräuchlich.

Im Durchschnitt liefert ein Baum etwa 20 bis 50 kg Früchte im Jahr, obwohl auch Spitzenwerte über 100 Kilogramm vorkommen. Aus etwa 5 kg Oliven wird 1 l Öl gepresst.

Mechanische Pflückmethoden

Am professionellsten ist das Abernten mit Schüttelmaschinen, die vor allem in den Ebenen eingesetzt werden, wo Maschinen aufstellbar sind. Dazu muss allerdings zwischen den einzelnen Bäumen ein bestimmter Abstand bestehen. Meist handelt es sich um extra für die maschinelle Bearbeitung angelegte Plantagen.

Zur Ernte rüttelt die Maschine den Baum oder die Zweige kräftig durch. Die herabfallenden Früchte werden in Sammelbehältern, die den Stamm oder die großen Äste umfassen, aufgefangen, über eine Art Siebkonstruktion von Blättern, Zweigen und Stängeln getrennt und auf Transportwägen verladen. So eine Schüttelmaschine bewältigt bis zu fünf Zentner Oliven in der Stunde.

Einfach fallen lassen

In manchen Regionen wartet man einfach ab, bis die Früchte von selbst in ausgelegte Netze fallen, und liest sie dann auf. Eine andere Form der Ernte kommt bei sehr hohen und alten Bäumen oft gar nicht infrage. Werden die Früchte rasch aufgeklaubt und sogleich weiter verarbeitet, so hat dies keine negativen Auswirkungen auf das Ölaroma.

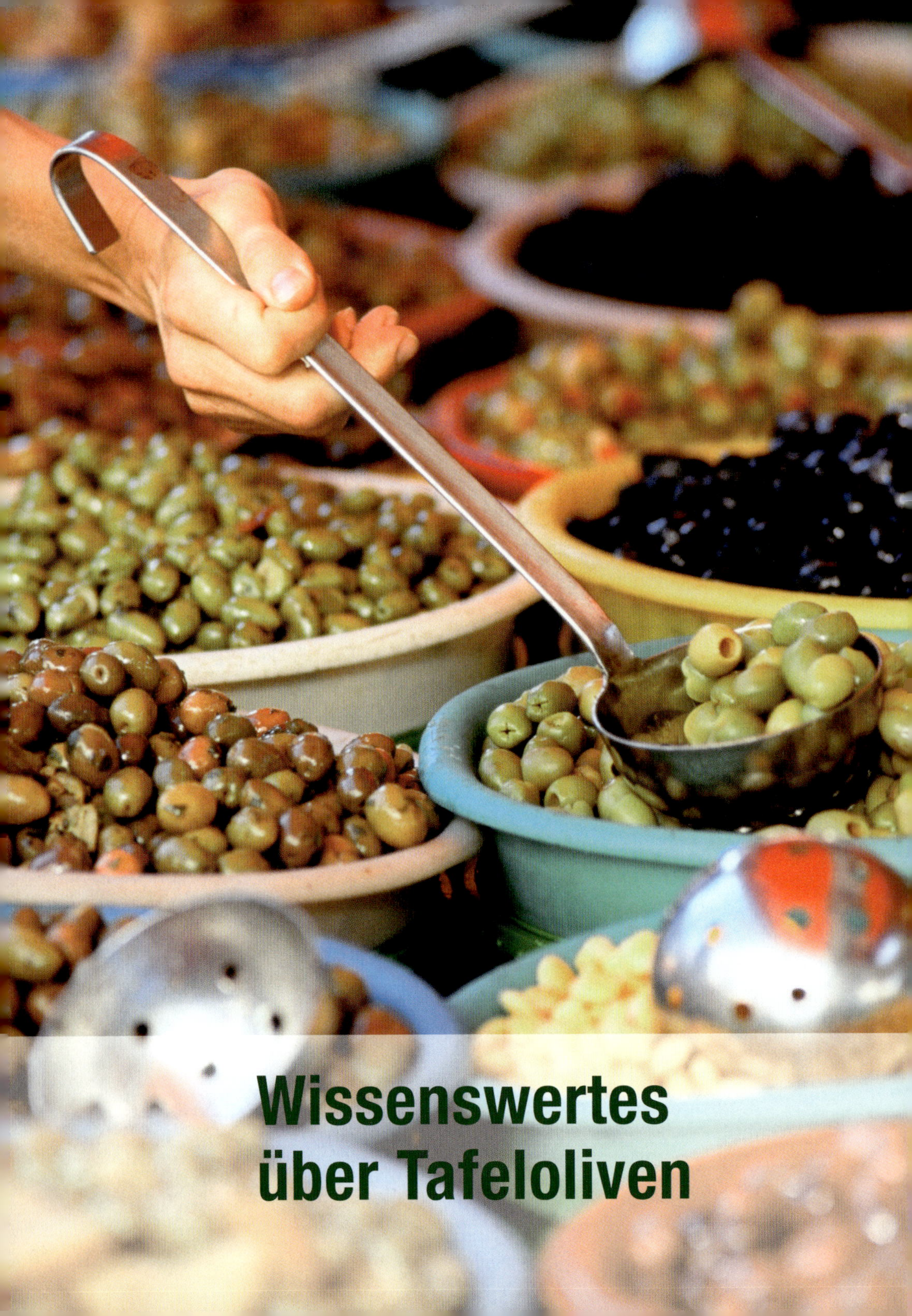

Wissenswertes über Tafeloliven

Delikate Leckerbissen in vielen Sorten

Weltweit werden jährlich etwa zehn Millionen Tonnen Oliven geerntet. Aus neun Millionen Tonnen wird Öl gepresst, nur eine Million wird zu Tafeloliven verarbeitet. Während das Öl zu 90 Prozent in den jeweiligen Herstellerländern verbraucht wird, werden Tafeloliven bevorzugt in Staaten exportiert, die keine Olivenländer sind, vor allem in die Vereinigten Staaten und auch nach Deutschland. Es gibt eine große Auswahl an Tafeloliven, insgesamt bestimmt 100 verschiedene Sorten. Sie unterscheiden sich in Größe, Farbe, Ölgehalt und natürlich im Geschmack. In Tafeloliven finden sich je nach Sorte und Verarbeitung zwischen 10 und 23 Prozent Öl.

Fruchtig-pikant oder süßlich-mild

Obwohl jede Olive erst grün und dann mit zunehmender Reife dunkel ist, werden die Sorten für den Verzehr zu einem bestimmten Zeitpunkt geerntet und kommen dann grün, braun oder schwarz in den Handel. Einmal eingelegt, verändern sie ihre charakteristische Farbe nicht mehr. Die Form der Oliven kann rund, oval oder spindelförmig sein. Ihre Größe variiert von super grande über mittelgroß bis winzig klein. Meist sind sie prall und fest, manchmal auch leicht schrumpelig. Vor allem unterscheiden sie sich im Geschmack. Grüne Oliven haben ein festes Fruchtfleisch, schmecken fruchtig pikant und sind weniger ölreich als schwarze Oliven. Die schwarzen sind weich, schmecken mild, manchmal süßlich. In braunen Oliven vereinigt sich die unreife Fruchtigkeit der grünen mit der reifen Süße der schwarzen. Sie sind etwas für den fortgeschrittenen Olivengeschmack.

In einer 500 Jahre alten spanischen Schrift heißt es: »Oliven sind gut und gesund und der Zunge angenehm. Essen können sie Alt und Jung. Nichts an ihnen ist unnütz; aus den Steinen lässt sich Kohle machen. Und ein aus den Früchten gewonnenes Elixier weckt die schlafende Lust.«

Für jeden Geschmack die Richtige

Man erhält Oliven trocken in Salz eingelegt, in einer Salzlake schwimmend, mit Peperoni geschärft oder in Zitrone mariniert, mit Ölen oder Essig verfeinert, gewürzt mit Knoblauch, Petersilie, Oregano, Rosmarin oder Thymian. Sie werden mit und ohne Stein angeboten. Steinlose

Das Entsteinen der Oliven wirkt sich geschmacksmindernd aus. Oliven mit Stein haben stets das intensivere Olivenaroma.

werden gerne gefüllt: mit roten Paprikastreifen, Anchovisfilets, Mandeln, Kapern, Knoblauch, Zwiebeln oder, ganz raffiniert, mit pikanten Pasten aus zerhackten Peperoncini, Knoblauch und Kräutern.
Nicht zuletzt unterscheidet man zwischen qualitativ hochwertigen Biooliven mit dem charakteristisch-feinen Aroma und industriell behandelter Einheitsware.

Gängige Tafeloliven

Italien

- Ascolana, große, grüne Oliven, kommen in Salzlake eingelegt in den Handel, sehr beliebt.
- Cerignola, groß, grün, gut auf Pizza.
- Gaetana, schwarze, trocken in Salz eingelegte Olive.
- Liguria, braun oder schwarz, sehr geschmacksintensiv.
- Lucques, grün, länglich, mit festen Fruchtfleisch, auch in Frankreich beliebt.

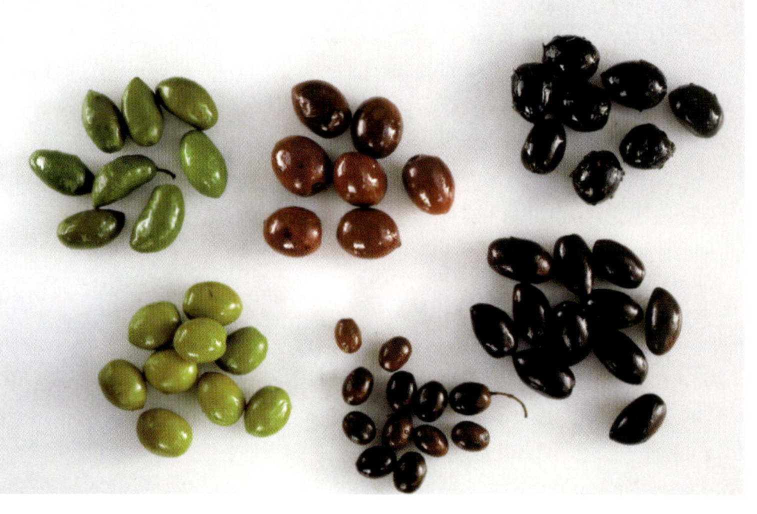

Je nach Reifegrad unterscheidet man zwischen grünen, braunen und schwarzen Oliven.

Frankreich

- Amellau, mandelförmig, aus dem Hérault.
- Blanquette, auch Berruguette, Aglandau oder Verdale genannt, mit festem Fruchtfleisch, aus dem Rhonedelta. Wächst an einem Baum mit bis zum Boden herunterhängenden Zweigen wie bei der Trauerweide.
- Cailletier, sehr kleine, schwarze Olive aus Nizza, ideal für Salate.
- Grossane, dick, fleischig, braunrot, aus dem Vallée des Baux.
- Picholine, groß, länglich, grün, fleischig. Benannt nach den Brüdern Picholini, die Oliven zum Entbittern in eine Lösung aus Holzasche legten. In ganz Südfrankreich sowie Tunesien und Marokko verbreitet.
- Salonenque, grün, birnenförmig, uneben, wächst in Salon-de-Provence. Aus ihr werden die olives cassées, leicht zerdrückte Oliven mit wildem Fenchel zubereitet.
- Tanche, schwarz oder braun mit großem Stein, sehr ölreich, leicht schrumpelig, aus der Gegend um Nyons, Les Baronnies und dem Norden des Vaucluse, sehr wetterbeständige Sorte (einzige französische Sorte mit AOC, d.h. geprüfter Herkunftsauszeichnung).

Einmal geöffnete Gläser oder Beutel mit Oliven sollten rasch verbraucht werden. Die Lake oder Marinade nicht weggießen, sondern darauf achten, dass die Oliven stets darin schwimmen.

Spanien

- Cornicabra, aus der Ciudad Real von Kastilien. Der Name kommt von einer tunesischen Erntetechnik mit Ziegenhörnern (Cornicabra), die über die Finger gestülpt werden und mit denen man durch die Zweige fährt, bis die Früchte abfallen.
- Gordial, auch Gordal oder Sevillana genannt, sehr große, grüne Olive, dünne Schale, ca. 10 Prozent Öl, intensiver Olivengeschmack, das Fleisch trennt sich etwas schwer vom Kern.
- Hojiblanca, früher eine reine Olivenölfrucht, wird heute gerne für Tafeloliven verwendet. Sie wird reif, also schwarz geerntet und behält ihr festes, fruchtiges Fleisch.
- Manzanilla, wird auch die Königin der Tafeloliven genannt, Form wie ein »kleiner Apfel« = Manzanilla, wird grün und purpur-schwarz geerntet, sehr schmackhaft, Verarbeitung ohne Anstechen, wird auch in Kalifornien angebaut.
- Picual, im andalusischen Jaén angebaut, sehr robuste Sorte.

Griechenland

- Konservolia, die beste Sorte für Tafeloliven, die nicht angestochen werden. Teilweise grün, überwiegend reif, also dunkel geerntet. Fruchtig schmeckendes, festes Fleisch mit ca. 20 bis 25 Prozent Ölgehalt. Diese Sorte macht etwa 80 Prozent der griechischen Produktion aus.
- Kalamata, die berühmte schwarzglänzende Olive, mandelförmig, glatte Frucht mit Kerbe, mit einer härteren Schale. Die Entbitterung findet auch mit Essigsäure statt. Oft in süßlicher Lake erhältlich.

Pflücken und essen – das geht nicht

Grüne Früchte sind bitterer und brauchen daher eine längere Einlegezeit von etwa fünf Monaten, reife schwarze Oliven benötigen nur drei bis vier Monate. Wenn die Oliven nicht gedrückt oder beschädigt waren, sind sie nach dem Einlegen jahrelang haltbar; das enthaltene Öl wirkt antibakteriell.

Oliven können nicht wie Kirschen vom Baum gepflückt und an Ort und Stelle verputzt werden. Wer das tut, wird im Gegenteil seine Lust auf die Ölfrucht erst einmal für eine Zeitlang verlieren, denn sie schmeckt furchtbar bitter. Dafür verantwortlich ist das Oleuropein, ein Glykosid aus der Gruppe der Polyphenole. Der Gehalt an diesem Bitterstoff verringert sich in der Frucht während des Reifeprozesses. Reife schwarze Oliven schmecken daher nicht so bitter wie die unreifen grünen. Beide, schwarze und grüne Oliven, müssen aber extra zubereitet werden, ehe sie verzehrt werden können, normalerweise legt man sie für eine längere Zeit in Wasser und Salz ein. Dabei verflüchtigen sich die Bitterstoffe, die Oliven reifen nach und werden auf natürliche Weise konserviert. Erst jetzt hat man Tafeloliven, die man essen kann.

Altbewährte Einlegemethoden

Die Art und Weise, nach der Oliven eingelegt werden, hat sich in den vergangenen Jahrhunderten nur unwesentlich verändert, ist aber je nach Tradition von Land zu Land ein bisschen verschieden.
Erst einmal wird die Ernte von beschädigten und angefaulten Früchten, Blättern und Stielen befreit. Dann werden die Oliven gut gewaschen und für einige Monate in eine Lake aus zehn Prozent Meersalz und klarem Wasser eingelegt. Eventuell kommt noch etwas Essig hin-

zu. Die Salzmenge muss genau ausgewogen sein: Zu viel Salz macht die Oliven schrumpelig, zu wenig lässt Pilzen und Bakterien Raum. Man nimmt, so lautet die Faustregel, so viel Salz, dass ein Ei auf der Lake schwimmt. Der salzige Sud kann zusätzlich noch aromatisiert werden. Als Würzmittel eignen sich je nach Geschmack mediterrane Kräuter, Fenchel, Lorbeerblätter, Peperoni, Knoblauch, Zitronensaft, Orangen- oder Zitronenschalen, Piment, grüner oder roter Pfeffer. Diese Aromaträger verbinden sich geschmacklich mit den Oliven. Umso intensiver, je länger sie darin ruhen. Die Zugabe von Aromastoffen verleiht den Oliven nicht nur Geschmack, sondern verlängert auch ihre Haltbarkeit um einige Monate.

Bei der trockenen Beize (à la grecque) mischt man grobes oder feines Salz im Verhältnis eins zu zehn mit den Oliven und schichtet sie in Tonkrüge oder große Fässer. Täglich wird umgerührt, damit der Saft ablaufen kann. Anschließend verwendet man sie pur oder mit Kräutern und Aromaten in Öl eingelegt.

In manchen Regionen verkürzt man die Einlegezeit, indem man die Oliven mit einem Holzhammer leicht quetscht, aufschlägt oder mit einer scharfen Klinge anritzt, einsticht oder einschneidet. Die Lake kann

Die Salzlake kann, je nach Rezeptur, mehrfach ausgewechselt werden. Biooliven für den deutschen Markt werden bis zu achtmal gesalzen und gewässert.

Zum Kochen ideal

Trotz der außerordentlich positiven Beurteilung der Oliven und des Olivenöls kann man nicht dazu raten, eingelegte Oliven im Übermaß zu verzehren. Oliven sind erst genießbar, nachdem sie monatelang in Salzlake gelagert waren, was ihnen einen recht hohen Salzgehalt einträgt, bei 100 Gramm grünen Oliven 2,2 Gramm Natrium, bei schwarzen, auf griechische Art eingelegten Oliven 3,2 Gramm. Bei einem Salzbedarf des Menschen von etwa 3 Gramm am Tag (entspricht ungefähr 1 Gramm Natrium) sind das beachtenswerte Mengen. Allerdings ist der hohe Salzgehalt nur dann wirklich von Belang, wenn man die Oliven direkt aus dem Glas verzehrt. Beim Kochen hingegen ist das Salz, das in den Oliven steckt, meistens hochwillkommen. Die Oliven bringen dann nicht nur ihr feinwürziges Aroma ein, sondern fungieren darüber hinaus als Salzlieferanten. Bei Zubereitungen mit Oliven muss man den Salzstreuer daher oft gar nicht mehr bemühen.

dann leichter eindringen und die Oliven sind schneller gut, oft schon nach zwei bis vier Wochen. Allerdings sind sie dann auch leichter verderblich und müssen rascher aufgebraucht werden.
Zur weiteren Verfeinerung lässt man die Oliven anschließend in einer Marinade aus Öl ziehen, dem – je nach Land und Rezept – verschiedene Kräuter, Fenchel, Knoblauch, Chili, Harissa (tunesische Peperonipaste), Zitronensaft, Lorbeerblätter oder andere Gewürze beigegeben sind.

Die Methode der Gebrüder Picholini

Schwarze Oliven gibt es in der Regel ohne Füllung. Feine Oliven kommen mit Olivenöl, frischen Kräutern und Knoblauch mariniert in die Läden.

Seit dem 18. Jahrhundert werden Picholine-Oliven auf folgende Weise die Bitterstoffe entzogen:

- Man verwendet die Asche verschiedener duftender Holzarten (nicht jedoch Zypressenholz) und verrührt sie mit Wasser zu einer nicht zu dünnen Paste. Dabei nimmt man mengenmäßig etwa genauso viel Asche, wie Oliven eingelegt werden sollen.
- Die Oliven werden in die Paste gegeben und täglich drei- bis viermal umgerührt. Wenn sich die Oliven gelblich färben und das Fleisch leicht vom Stein löst, werden sie gut mit Wasser abgespült.
- Dann legt man sie zehn Tage lang in Wasser, wobei das Wasser jeden Tag erneuert wird.
- Anschließend kommen die Oliven noch eine Zeitlang in Salzlake.

Die industrielle Verarbeitung

Die althergebrachten Einlegemethoden wurden von der schonenden industriellen Olivenkonservierung in größeren Dimensionen übernommen. Bei diesen Verfahren werden auch ohne künstliche Zusatzstoffe sehr gute Ergebnisse erzielt. Sie benötigen allerdings ihre Zeit und sind daher teurer als chemisch aufbereitete Oliven, die in viel kürzerer Zeit auf den Markt gelangen. Bei den schonenden Methoden laufen die gewaschenen Oliven über Förderbänder, wo von Hand reife, beschädigte oder zu kleine Früchte aussortiert werden. Dann werden sie maschinell nach Größen klassifiziert. Anschließend ruhen die künftigen Tafeloliven für etwa fünf Monate in Salzlake bei 10 °C in großen Bottichen oder Kunststofftanks. Danach lässt man sie abtropfen und setzt sie 24 Stunden lang der frischen Luft aus, damit ein leichter Oxidationsprozess in Gang kommt. Grüne Oliven zum Füllen werden nun entkernt. Das leckere Innenleben wird den Oliven heute maschinell eingehaucht. Nach einer Zwischenlagerung in Kühlkammern werden sie luftdicht verpackt oder mit Salzlake oder einer Salz-Essig-Marinade in Gläser oder Fässer gefüllt.

Nährstoffe und Vitamine in Oliven

100 Gramm in Salzlake eingelegte Oliven (grün, ungefüllt) enthalten im Durchschnitt:

- 131 Kilokalorien (549 Joule)
- 1,4 % Eiweiß
- 13,3 g Fett
- 3,9 g Kohlenhydrate
- 2250 mg Natrium
- 49 mg Kalium
- 96 mg Kalzium
- 17 mg Phosphor
- 1,7 mg Eisen
- 55 mg Provitamin A
- 0,03 mg Vitamin B_1
- 0,08 mg Vitamin B_2
- 0,5 mg Niacin
- 5 mg Vitamin E

Die Ruckzuck-Methode

Bei der industriellen Massenproduktion von Lebensmitteln ist für monatelange Reifungsprozesse keine Zeit. Profit bringt nur, was rasch und in großen Mengen auf den Markt geworfen werden kann. Die Oliven werden daher in konzentrierter Lake blitzgebeizt. Durch Beigabe von synthetischer Milchsäure wird der natürliche Fermentationsprozess bescheunigt. Weil die Oliven nach dieser Tortur blass und mitgenommen aussehen, werden sie mit einer Eisenverbindung farblich wieder aufpoliert. Von Geschmack und Textur echter Oliven ist dann nicht mehr viel übrig. Um Früchte von minderer Qualität haltbar zu machen, werden sie kurzzeitig auf 80 °C erhitzt (pasteurisiert) oder mit Sorbin- bzw. Salicylsäure behandelt.

Gleichmäßig pechschwarze Oliven sind übrigens immer künstlich behandelt. Selbst vollreife Früchte sind normalerweise gesprenkelt dunkelbraun bis violett. Mit einer Ausnahme: die schwarze Kalamata-Olive aus Griechenland.

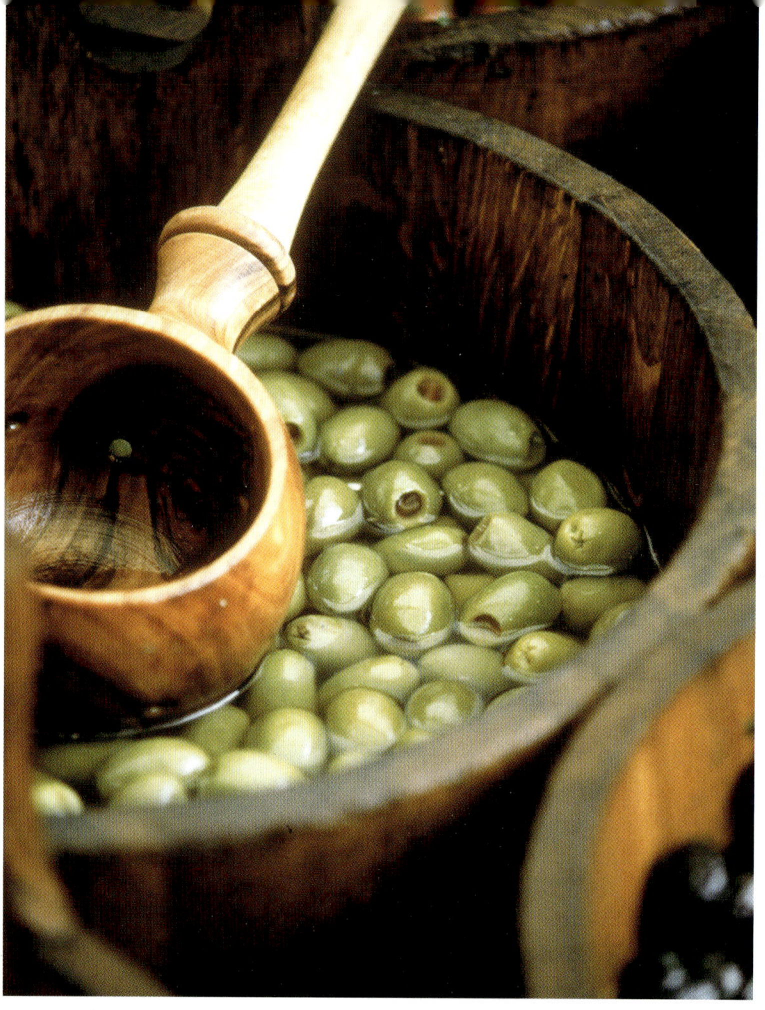

So schmecken Oliven am besten: frisch aus dem Fass vom Wochenmarkt.

Bei billiger Massenware muss eigentlich immer davon ausgegangen werden, dass rabiate, weil kostengünstigere Methoden zur Anwendung gekommen sind und Geschmack, Qualität und gesundheitlicher Nutzen der Ölfrüchte dafür auf der Strecke geblieben sind. Fachleute und Feinschmecker sind sich einig: Solcherart chemisch gereifte und manipulierte Früchte haben die Bezeichnung Speiseoliven eigentlich nicht mehr verdient.

Auch hier gilt mittlerweile wie so oft im Lebensmittelbereich: Quantität durch Qualität zu ersetzen ist in jedem Fall die bessere Wahl. Wer einmal eine der liebevoll eingelegten, mit Olivenöl und Kräutern verfeinerten Bio-Oliven aus dem Naturkosthandel probiert hat, wird sich nie wieder mit Oliven minderer Güte aus dem Billigangebot der Supermärkte zufrieden geben.

Oliven selbst einlegen

Wer in den Genuss kommt, zur Olivenernte beispielsweise in der Toskana zu weilen, kann es selbst einmal mit dem Einlegen frisch geernteter Oliven probieren, z.B. nach folgenden Rezepten.

Oliven in Salzlake

1 kg Oliven
1 l Wasser
100 g Salz

1 Oliven verlesen und gut waschen. Wasser und Salz vermischen.
2 Oliven in der Salzlake mindestens zwei Monate ziehen lassen. Dann gut abwaschen.
3 Entweder pur verwenden oder die Oliven nochmals in eine Marinade aus Öl, Kräutern und Gewürzen einlegen.

Oliven stets kühl und dunkel, in einer Speisekammer oder im Kühlschrank aufbewahren.

Olives cassées

1 kg frische grüne, besonders große Oliven
1 l Wasser
100 g Salz
3–4 Lorbeerblätter
2 EL Fenchelsamen
10–15 Korianderkörner
evtl. Orangenschale oder 1 Stange Zimt

1 Die Oliven verlesen und gut waschen. Oliven durch einen leichten Schlag mit einem Holzhammer etwas zerquetschen, in ein größeres Gefäß legen und zu drei Vierteln mit kaltem Wasser auffüllen.
2 Etwa 10 bis 12 Tage liegen lassen, dabei das Wasser täglich erneuern. Herausnehmen, sobald die Oliven nicht mehr bitter schmecken.
3 Wasser mit Salz, Lorbeerblättern, leicht zerdrückten Fenchelsamen, eventuell etwas Orangenschale oder einer Stange Zimt erhitzen und 5 Minuten kochen lassen.
4 Oliven in den Sud einlegen und 8 Tage darin ziehen lassen.
5 Fertige Oliven binnen 6 Monaten verbrauchen.

Wenn Sie bereits entsteinte Oliven offen einkaufen, sollten sie in ein bis zwei Tagen verzehrt werden. Entsteinte Oliven verderben rascher als solche mit Stein.

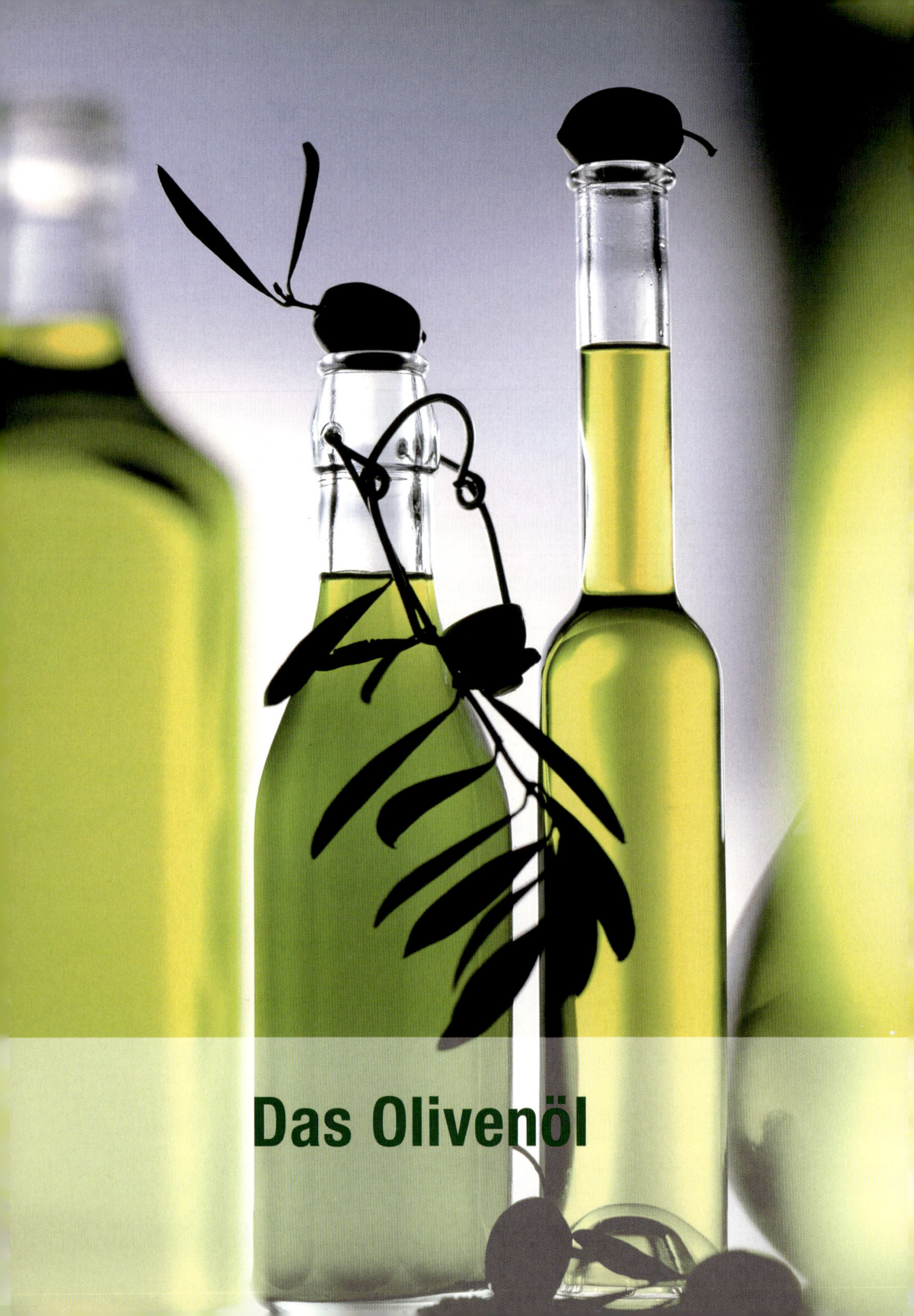

Das Olivenöl

Woran man Qualität erkennt

Weltweit werden pro Jahr fast zwei Millionen Tonnen Olivenöl konsumiert. Wie die Qualität eines Weines, so ist auch die von Olivenöl abhängig vom Anbaugebiet (Meeresnähe, Seeufer, Hügellandschaft, Bodenbeschaffenheit), von der Witterung, von Olivensorte und Erntezeitpunkt, der Mischung verschiedener Sorten, der Art des Pressens, der Lagerung des Öls und anderen Einflüssen mehr. Entsprechend variieren auch Geschmack, Duft und Farbe der Öle. Und so reicht die Palette der Ölbeschreibungen von blumig, fruchtig und nussig bis zu pfeffrig, grasig und bitter. Bei Olivenöl gibt es eine Geschmacksvielfalt wie bei keinem anderen Öl.

Methoden der Ölgewinnung

Die Gewinnung guten Olivenöls erfolgt im Prinzip seit Jahrtausenden auf dieselbe Art und Weise: Die Früchte werden samt Kernen zermahlen, und der so entstandene Olivenbrei wird anschließend gepresst. Bei der heraustretenden Flüssigkeit wird daraufhin das Fruchtwasser vom Öl getrennt. Nach dem Filtern wird das Öl dann abgefüllt. Natürlich haben sich die Techniken mittlerweile weiter entwickelt und modernisiert, und die Ölerzeugung im großen Stil geht weitgehend maschinell vor sich.

Unser Wort »Öl« ist von lateinisch »oleum« sowie griechisch »elaion« abgeleitet. Auch in dem semitischen Wort »ulu« ist es noch erkennbar. Gemeint ist selbstverständlich immer Olivenöl.

Tröpfchenöl von höchster Qualität

Das beste Olivenöl gewann man in historischer Zeit, indem man die Ernte in einen Korb legte, aus dem das Öl in einen Behälter abtropfte. Allein durch das Eigengewicht der Früchte kam es hierbei zu einer leichten Art von Pressung.

Oder man füllte die Oliven in einen extra zu diesem Zweck aus dem Felsen gehauenen Raum. Durch ein Loch in der Unterseite tropfte das Öl dann heraus und wurde aufgefangen. In beiden Fällen gewann man auf die schonendste Art ein wahrhaft köstliches und vollkommen naturbelassenes Öl, das aufgrund des höheren Olivensaftanteils besonders fruchtig schmeckte. Nach einem anderen Verfahren übergoss man die

Ölfrüchte mit heißem Wasser, worauf sich das leichtere Öl an der Oberfläche absetzte und anschließend abgeschöpft werden konnte. Auf diese Weise erhielt man ein Olivenöl von allererster Güte, von hellem Grün oder Gold und von köstlichem Geschmack. Allerdings blieb noch sehr viel Öl im Fruchtfleisch zurück, und die Ausbeute war denkbar gering.

Kostbar und begehrt

Auch heute noch gibt es »Tröpfchenöle«, die von Ölkennern sehr begehrt und deshalb meist rasch vergriffen sind. Die Oliven werden zermahlen, und der Fruchtbrei wird auf Pressmatten aus Hanf, Kokosfasern oder Kunststoff gestrichen. Die Matten haben ein Loch in der Mitte und werden übereinander auf ein senkrecht stehendes Stahlrohr gesteckt, bis ein Mattenturm entsteht. Der von dem Turm herunter tropfende Saft wird aufgefangen. Eine Maschine kommt hier nicht zum Einsatz. Geringer Pressdruck entsteht lediglich durch das Ge-

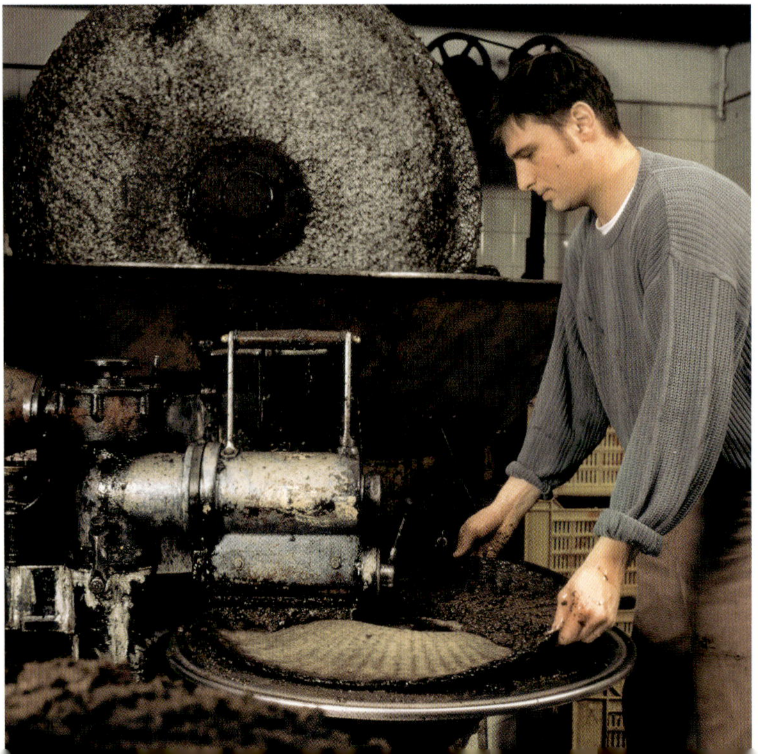

Der Fruchtbrei aus zermahlenen Oliven wird auf Matten gestrichen.

wicht der übereinander gestapelten Matten. Im Dekantierbecken wird nach entsprechender Ruhezeit das obenauf schwimmende Öl abgeschöpft bzw. abgegossen. Man nennt diese schonendste Art der Ölgewinnung übrigens Sinolea-Technik.

Schonende mechanische Verfahren

Die Methode des hydraulischen Pressens ist weit verbreitet und bewährt. Sie kommt bis heute in mittelgroßen ölproduzierenden Betrieben zum Einsatz. Zunächst werden die Oliven maschinell von Blättern und Zweigen befreit und vorsichtig gewaschen. Danach kommen die Oliven in den so genannten Kollergang, die eigentliche Mühle. In einer riesigen Schüssel mit hochkant stehenden rotierenden Mühlsteinen aus Granit werden Früchte und Kerne circa 20 Minuten lang zu einem dicken Brei zermahlen. Die Zellmembranen im Olivenfruchtfleisch werden dabei aufgebrochen und das Öl wird freigesetzt. Früher haben Menschen oder Tiere die Mühlsteine in Bewegung gesetzt; heute funktionieren sie elektrisch. Der Olivenbrei wird dann etwa drei Zentimeter dick auf Pressmatten oder Kelterteppiche gestrichen, die zu einem Turm übereinander gestapelt werden. Eine hydraulische Presse drückt diesen Turm zusammen und presst eine Emulsion aus Öl und dem bitteren, oliveneigenen Wasser in einen großen Bottich. In der Zentrifuge wird diese Verbindung getrennt, das gewonnene Öl schließlich durch Filterung von trüben Rückständen gereinigt. Die feste Masse bleibt als Presskuchen oder Trester in den Matten zurück.

In Großbetrieben werden die drei großen Schritte der Ölerzeugung (Zermahlen, Pressen, Zentrifugieren) maschinell vollzogen. Das Zermahlen geschieht in Behältern mit einem permanent schnell rotierenden Metallschwingrad. Der entstandene Olivenbrei wird dann mittels eines Schneckensystems ungefähr 20 Minuten gerührt. Je nach Breikonsistenz wird eventuell auch Wasser zugesetzt. In Schläuchen kommt die Masse in den Dekanter, wo in einem Arbeitsgang das Öl vom Fruchtwasser und vom Trester automatisch getrennt wird. In der anschließenden Zentrifugierstation findet die restliche Trennung von Fruchtwasser und Öl statt.

Die allerfeinsten Tröpfchenöle, oft als Jungfernöle bezeichnet, haben natürlich ihren Preis, sofern man sie überhaupt bekommen kann. Oft geht das nur über entsprechende persönliche Kontakte.

Ist ein Öl nicht als »nativ« oder »kaltgepresst« gekennzeichnet, kann man praktisch immer davon ausgehen, dass es sich dabei um raffiniertes Öl handelt.

Die billige Methode: Extraktion und Raffination

Hierbei werden das Öl oder Ölreste von bereits gepressten Oliven mit Hilfe von benzinähnlichen Extraktionsmitteln (Hexan, Benzol) aus den Ölfrüchten fast vollständig herausgelöst.

Olivenbrei und Lösungsmittel werden hierzu vermischt. Dabei geht das Öl mit dem Lösungsmittel eine innige Verbindung ein. Das Öl wird auf diese Weise herausgeschwemmt und muss durch anschließende Destillation wieder vom Lösungsmittel getrennt werden. Durch verschiedene chemisch-physikalische Reinigungsschritte (Raffination) muss es genießbar gemacht werden. Das Öl wird entlezithiniert und entschleimt, entsäuert, gebleicht und desodoriert.

Als Ergebnis kommt raffiniertes Öl heraus: Es ist seines natürlichen Charakters beraubt, geruchs- und geschmacksneutral und weitgehend frei von gesundheitlich wertvollen Fettbegleitstoffen wie Lezithin, Schleimstoffen, fettlöslichen Vitaminen und sekundären Pflanzenstoffen. Was bleibt, ist ein ähnliches Fettsäuremuster (siehe Kasten).

Nur wenig verlockend

Inwieweit bei raffiniertem Olivenöl noch von einem »Lebensmittel« gesprochen werden kann, ist Ansichtssache. Raffiniertes Öl ist billiger und hitzebeständiger als ein schonend gepresstes Öl. Und sieht man von einigen hochungesättigten und daher sehr hitzeempfindlichen Fettsäuren ab, haben die raffinierten Öle in etwa auch dasselbe Fettsäuremuster wie die naturbelassenen. So gesehen sind raffinierte Öle als Fettlieferanten beispielsweise für Herz-Kreislauf-Kranke immer noch besser als Fette tierischen Ursprungs.

»Kaltgepresst« – was heißt das?

Bei den zuerst beschriebenen schonenden Arten der Ölgewinnung kommen ausschließlich mechanische Verfahren zum Einsatz, und es wird keine Hitze von außen zugeführt. Deshalb spricht man auch von »kaltgepresstem« Öl. Das erscheint zwar einleuchtend, dennoch ist dieser Ausdruck sachlich nicht ganz richtig.

Der Begriff ist nicht eindeutig

Es ist nun allerdings so, dass bei dem Pressvorgang infolge des Drucks Wärme entsteht. Das ist ein physikalisches Gesetz. Es ist praktisch unmöglich, Öl in größeren Mengen ohne jede Temperaturentwicklung beim Pressen zu gewinnen.

Je höher der Druck, desto größer ist die Ausbeute und umso heißer wird das ausfließende Öl. Bei hohem Druck kann das Öl Temperaturen über 100 °C und mehr erreichen. Öle, die auf 85 °C erhitzt werden, haben jedoch bereits eine veränderte chemische Struktur und enthalten geschmacklich unerwünschte Substanzen, die auch ihre Haltbarkeit beeinträchtigen. Sie gelten aber immer noch als kaltgepresst, weil eine Erhitzung von außen während des Pressvorgangs ja nicht erfolgt ist. Auch ein Erhitzen vor oder nach dem Pressen hat den Begriff »kaltgepresst« nicht berührt, sofern während des Pressens selbst keine Hitze zugeführt worden war. So gesehen konnte »kaltgepresst« eine echte Mogelpackung sein.

Schon die Römer unterschieden zwischen drei Ölqualitäten: oleum cibarium war das gewöhnliche Öl, oleum sequens das Öl aus zweiter Pressung und oleum flos, »die Blüte des Öls«, ein Spitzenöl aus erster Pressung.

Ursprünglich oder »nativ«

Wegen der Widersprüchlichkeit dieses Begriffs wird deshalb seit 1979 nach einem internationalen Übereinkommen das nicht eindeutige »kaltgepresst« durch »nativ« ersetzt. »Nativ« bedeutet ursprünglich und weist darauf hin, dass das Öl rundum schonend gewonnen wurde, dass es keine Fremdstoffe oder chemische Substanzen enthält. Es muss also wirklich naturbelassen sein. Natives Olivenöl zeichnet sich durch den typischen Olivengeruch und -geschmack sowie durch eine kräftige grüngoldene Farbe aus.

Was das Hitzeproblem anbelangt, so lauten die offiziellen Empfehlungen: Die Temperaturen sind so sorgfältig zu dosieren, dass kein Schaden an der Ölqualität entsteht. Die im Bundesverband Naturkost Naturwaren (BNN) organisierten Ölhersteller haben festgelegt, dass für das Prädikat »nativ« das aus der Ölpresse auslaufende Olivenöl etwa die Temperatur des menschlichen Körpers, höchstens aber 40 °C haben darf. Diesen Temperaturen sind die Oliven übrigens dort, wo sie wachsen, mindestens auch durch die Sonneneinstrahlung ausgesetzt.

Zu den nativen Olivenölen zählen zwei Güteklassen, die sich durch nichts weniger auszeichnen als durch den Slogan: »vom Baum in die Flasche«. Erlaubt sind nur ernten, zermahlen, pressen, zentrifugieren, filtern.

»Erste Pressung«

Heutzutage wird nur eine einzige mechanische Pressung durchgeführt. Früher, als es die leistungsstarken hydraulischen Pressen noch nicht gab, musste der Brei oft bis zu dreimal gepresst werden, um ausreichend Öl zu gewinnen. Für die späteren, also zweiten und dritten Pressungen, goss man heißes Wasser über den schon gepressten Brei, um auch die letzten Reste des Öls noch herauszubekommen, die dann natürlich von minderer Qualität waren. Aus dieser Zeit stammt der Begriff »erste Kaltpressung«, der bis heute gerne zur Qualitätsaussage verwendet wird.

Ab 1. November 2003 dürfen nur noch Olivenöle den Zusatz »erste Kaltpressung« bzw. »erste Pressung« tragen, die bei höchstens 27 °C in modernen Zentrifugiersystemen (Kaltextraktion) gewonnen wurden. Dieser Zusatz verweist somit auf eine Temperaturbeschränkung, weshalb für solcherart gewonnene Öle manchmal auch wieder auf das ältere »kaltgepresst« bzw. »kaltextrahiert« zurückgegriffen wird.

Güteklassen helfen dem Verbraucher

Olivenöl ist das einzige Speiseöl, bei dem die Qualitätsmerkmale nach EU-Verordnungen genau festgelegt sind. Deshalb kann man sich (normalerweise) auch darauf verlassen, dass das, was auf dem Etikett steht, auch in der Flasche enthalten ist.

Chemisch gesehen unterscheiden sich Olivenöle vor allem in ihrem Gehalt an unerwünschten freien Fettsäuren. In genauen Kontrollanalysen werden allerdings noch wesentlich mehr Parameter untersucht. Für die Güteklassenbestimmung sind die sensorischen Prüfungen auf Geschmack und Geruch hin jedoch entscheidender als die chemischen Analysen.

Sensorische Feinheiten wie zusätzliche Geschmackserlebnisse nach Apfel, Artischocken, Bittermandel, schwarzen Johannisbeeren bleiben bei solchen Tests unbeachtet und unterliegen den subjektiven Empfindungen von Verkostern oder Konsumenten. Man unterscheidet offiziell zwischen den folgenden Qualitätsabstufungen:

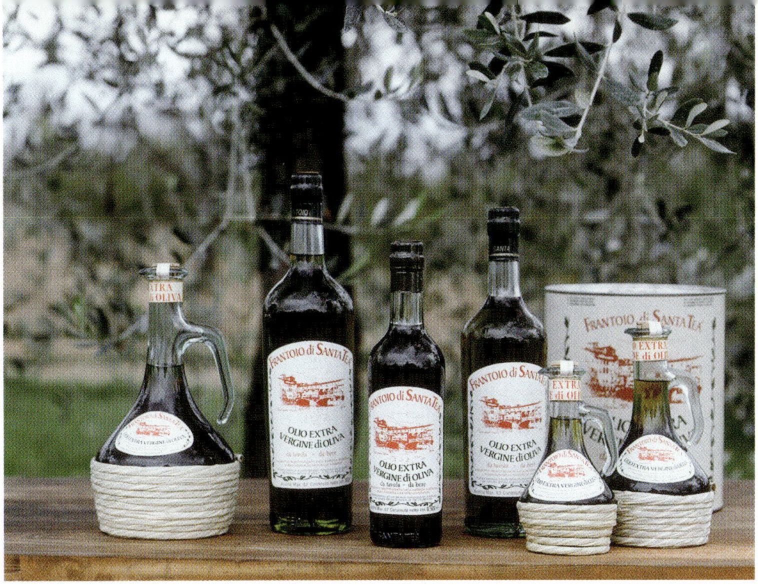

Erste Güteklasse:
Olio extra vergine

Natives Olivenöl extra

- Erste Güteklasse – direkt aus Oliven ausschließlich mit mechanischen Verfahren gewonnen.
- Anteil an freien Fettsäuren (berechnet als Ölsäure) max. 0,8 g pro 100 g Öl.
- Absolut einwandfrei in Geschmack und Geruch.
- Große Geschmacksvielfalt.

Natives Olivenöl

- Direkt aus Oliven ausschließlich mit mechanischen Verfahren gewonnen.
- Anteil an freien Fettsäuren (berechnet als Ölsäure) max. 2,0 g pro 100 g Öl.
- Guter Geschmack, leichte Abweichungen möglich.
- Breite Geschmacksvielfalt.

Olivenöl

- Ein Gemisch aus raffiniertem Olivenöl und nativem Olivenöl.
- Anteil an freien Fettsäuren (berechnet als Ölsäure) max. 1,0 g pro 100 g Öl.
- Zunächst hergestellt wie native Olivenöle. Entspricht das aber nicht den Anforderungen für native Olivenöle, wird es anschließend raffiniert und dann wieder mit würzigem Olivenöl vermischt.

Oliventresteröl entsteht ganz anders

Nach dem Pressen der nativen Olivenöle enthält der ausgepresste Olivenbrei – also Fruchtfleisch- und Kernreste, der so genannte Trester – noch etwa 5 bis 10 Prozent Öl. Dieser Trester geht an Extraktionsbetriebe, wo er getrocknet und mittels eines Lösungsmittels das restliche Olivenöl herausgezogen wird. In der Industrie verwendet man solches Öl teilweise zur Herstellung von Fett, Lampenöl und Seife. Der andere Teil wird chemisch-physikalisch gereinigt (raffiniert), für den Verzehr mit gutem nativem Olivenöl gemischt und als Oliventresteröl auf den Markt gebracht. Es muss als solches auf dem Etikett ausgewiesen sein. Oliventresteröl ist nicht zu verwechseln mit der Güteklasse »Olivenöl«, einer Mischung aus raffiniertem und nativem Olivenöl. Auf dem deutschen Markt spielt Oliventresteröl kaum eine Rolle. Es wird weder in Supermärkten und schon gar nicht in Feinkostgeschäften angeboten. Seine Verwendung beschränkt sich auf die industrielle Lebensmittelfertigung und Backfabriken.

Oliventresteröl

- Enthält ein Gemisch aus Öl aus der Behandlung von Oliventrester und direkt aus Oliven gewonnenem Öl.
- Anteil an freien Fettsäuren (berechnet als Ölsäure) max. 1,0 g pro 100 g Öl.

Möglichst wenig freie Fettsäuren

Freie Fettsäuren (oft auch Ölsäure genannt) sind unerwünschte Begleitstoffe im Olivenöl. Je mehr ein Olivenöl davon aufweist, desto minderwertiger ist es. Es schmeckt dann säuerlich oder kratzig, schlimmstenfalls ist es sogar ungenießbar. Die unliebsamen Bestandteile entstehen, wenn bei der Ernte oder Lagerung der Früchte nicht sorgfältig vorgegangen wurde und Gärungsprozesse (Fermentation) bereits eingesetzt haben. Auch, wenn zwischen Ernte der Oliven und Gewinnung des Öls zu viel Zeit vergeht.

Es gelangen dann zu viele fettspaltende Enzyme in das Öl, die die Fettmoleküle, die aus Glyzerin und Fettsäuren bestehen, in ihre Bestandteile zerlegen. Man spricht von der unerwünschten »fermentativen Fettspaltung«. Je weniger freie Fettsäuren, desto besser ist die Qualität des Öls. Ein gutes Olivenöl der höchsten Güteklasse »extra nativ« darf nicht mehr als 0,8 Prozent freie Fettsäuren aufweisen. Überdurchschnittliche Öle liegen mit 0,15 bis 0,5 Prozent sogar noch weit darunter.

Die Analysemethoden

Zur Kontrolle der Güteklassen und um Missbrauch vorzubeugen, wurden von der EU zwei verschiedene Analysemethoden entwickelt.

- Die chemisch-physikalische Analyse: Hierzu werden in einem Lebensmittel-Labor 27 Parameter (beispielsweise Gehalt an freien Fettsäuren, Peroxydzahl, halogenierte Lösungsmittel, Wachse) auf festgelegte Höchst- und Mindestwerte geprüft. Entspricht nur ein Parameter nicht den vorgeschriebenen Werten, muss das Öl einer niedrigeren Kategorie zugeführt werden.
- Die sensorische Prüfung: Hier wird durch eine vom IOOC (International Olive Oil Council) anerkannte Gruppe von acht bis zwölf eigens geschulten Testern (Panels) das Öl auf Fehl- und Positivattribute hinsichtlich Geschmack (fruchtig, bitter, scharf), Geruch und Farbe und deren jeweilige Intensität geprüft.

Die Prüfmethode ist durch das IOOC bereits jahrelang erprobt und verfügt über klare Parameter. Getestet wird allerdings nur, wenn es unterschiedliche Meinungen zwischen Produzenten und Vertrieb hinsichtlich der Klassifizierung der Öle gibt. Native Olivenöle, die diesen Test nicht bestehen, müssen raffiniert werden. Weltweit sind etwa 40 solcher Prüfgruppen akkreditiert. Eines davon ist das Deutsche Olivenöl Panel (DOP).

Der Presskuchen, Rückstand des Olivenfleisches und der Kerne, lässt sich als Tierfutter, Dünger oder Brennstoff verwenden. Das bittere Fruchtwasser ist reich an organischen Stoffen und wird als Dünger wieder den Olivenbäumen zugeführt.

Die Olivenölprüfer

Das IOOC (International Olive Oil Council) ist eine internationale Organisation, bestehend aus Vertretern von 23 Mitgliedsstaaten, davon 16 Ländern der EU sowie Algerien, Ägypten, Israel, Marokko, Tunesien, der Türkei, Jugoslawien und Montenegro. Das IOOC überwacht die Einhaltung der Rahmenrichtlinien für Olivenwirtschaft. Der Stammsitz der Organisation ist in Madrid.

Beste Bioöle aus dem Naturkostladen

Die im Bundesverband Naturkost Naturwaren (BNN) organisierten Ölhersteller haben Qualitätsrichtlinien für Olivenöle im Naturkosthandel festgelegt, die weit über die Bestimmungen des Lebensmittelrechts und über die Einteilung in Güteklassen hinausgehen. Für sie gilt:

- Es werden nur hochwertige Rohstoffe aus kontrolliert biologischem Anbau verwendet.
- Das Öl darf beim Pressen nicht über 40 °C heiß werden.
- Es werden ausschließlich mechanisch gepresste Öle angeboten.
- Lösungsmittel dürfen nicht zum Einsatz kommen. Eine Raffination ist daher nicht nötig.
- Regelmäßige Rückstandskontrollen gewähren eine stets gleich bleibende Qualität.

Da steckt was hinter

Andere Länder, andere Sitten, heißt es manchmal auch in bezug auf den Säuregehalt eines Öls. Dazu schrieb Mort Rosenblums in seinem Buch »Oliven. Kulturgeschichte einer Frucht«: ... »Wollen Sie mal mein Öl kosten?« fragte er. »Es ist das beste in ganz Griechenland.« Ohne auf eine Antwort zu warten, langte er unter den Spülstein und brachte eine verkorkte Glasflasche zum Vorschein. Ich nahm eine Löffelprobe. Das Öl war würzig, brannte aber wie Batteriesäure. Ich dachte an die zerquetschten, halb verfaulten Oliven, die tagelang auf dem Boden liegen, bis sie schließlich in die Mühle gelangen, wo sie mit Hilfe allzu warmen Wassers durch die Zentrifuge gejagt werden. »Die Fettsäure liegt bei vier Prozent«, sagte Miliorelis zungeschnalzend. »Da steckt richtig was hinter, nicht wahr?«

Die geschützte Ursprungsbezeichnung

Über die Einteilung in Güteklassen hinaus gibt es Olivenöle mit einem zusätzlichen Prädikat, der so genannten geschützten Ursprungsbezeichnung (g.U.). Sie wird auf einem entsprechenden Zusatzetikett ausgewiesen und verweist auf ein eingegrenztes Gebiet (z.B. Lesbos/Griechenland), in dem ein bestimmtes natives Olivenöl gewonnen und gepresst sein muss. Der Verbraucher erhält dadurch Sicherheit, dass er ein Öl mit einem für eine bestimmte Region typischen Charakter erworben hat. Geringfügige Geschmacksabweichungen infolge Klimaeinflüssen natürlich inklusive.

Mit regionalem Charakter

Die geschützte Ursprungsbezeichnung wird von den Ölherstellern bei der Europäischen Kommission über die zuständigen nationalen Behörden beantragt. Die Vergabe erfolgt nach exakt festgelegten Kriterien, wobei die Olivenöltradition in der entsprechenden Region eine Rolle spielt, also Anbau und Ölgewinnung zu einem erkennbar charakteristischen Ergebnis führen müssen. Die geschützte Ursprungsbezeichnung (g.U.) wird bei Importprodukten wie Olivenöl zumeist in der Landessprache des Herstellerlandes angegeben.
Die geschützten Ursprungsgebiete haben sehr unterschiedlich große Produktionsmengen. Sie reichen z.B. von durchschnittlich 2505 Tonnen in Les Garrigues (Spanien) bis zu nur 6,4 Tonnen im Cilento (Kampanien/Italien). Derzeit gibt es 58 Olivenöle mit geschützter Ursprungsbezeichnung, davon 27 aus Italien, 12 aus Griechenland, 9 aus Spanien, 6 aus Portugal und 4 aus Frankreich. (Stand 2003)

Olivenöle mit geschützter Ursprungsbezeichnung

Frankreich – Appelation d'origine contrôlée (A.O.C.)
Griechenland – Protection of Origin (P.D.O.)
Italien – Denominazione di origine protetta (D.O.P.)
Portugal – Denominacao de origem protegida (D.O.P.)
Spanien – Denominación de origen (D.O.)

Was die geschützte Ursprungsbezeichnung umfasst

- Garantie der Herkunft des Olivenöls
- Transparenz des gesamten Produktions- und Fabrikationsprozesses (beispielsweise Olivensorten, Erntebedingungen, Pressmethoden)

- Schutz des Namens
- Korrekte Etikettierung (»produziert und abgefüllt in ...«)

Die Auszeichnung fordert die Produzenten heraus, Qualitätsöle zu produzieren, da letztlich jeder Schritt der Produktion festgehalten und kontrolliert wird.

Noch ein Prädikat

Daneben gibt es als weitere Auszeichnung das »geschützte geographische Anbaugebiet«. Das Kürzel g. g. A. auf einem Logo garantiert, dass die Oliven in einem bestimmten Herkunftsgebiet gewachsen sind, dort verarbeitet wurden und das Öl dort hergestellt wurde. Dieser Fall ist praktisch identisch mit der geschützten Ursprungsbezeichnung (g. U.) Darüber hinaus kann es sich aber im Fall der g. g. A. auch um ein Produkt von besonderem Renommé handeln, wobei Anbaugebiet und Ölmühle nicht unbedingt in derselben Region sein müssen. Diese Auszeichnung kennt man auch von anderen Lebensmitteln mit langer Tradition wie beispielsweise in Deutschland den Nürnberger Bratwürstchen, der Münchner Weißwurst, den Aachener Printen oder Marzipan aus Lübeck.

Geschütztes geographisches Anbaugebiet (g. g. A.)

Französisch:	I.G.P.	Indication Géographique Protégée
Griechisch:	P.G.I.	Protected Geographical Indication
Italienisch:	I.G.P.	Indicazione Geografica Protetta
Portugiesisch:	I.G.P.	Indicacao Geográfica Protegida
Spanisch:	I.G.P.	Indicación Geográfica Protegida

Schauen Sie auf das Etikett!

Soll es sortenrein oder eine Mischung sein? Olivenöl ist ein Naturprodukt. Es ist – ähnlich wie Wein – hinsichtlich Geruch und Geschmack beispielsweise von der Olivensorte, dem Boden, dem Klima, der Lage abhängig. Manche Olivensorten kommen nur in einer bestimmten geographischen Region geschmacklich voll zum Tragen, einige gedeihen erst ab einer bestimmten Höhe, andere nur in der Ebene. Jede Sorte hat also ihren eigenen Charakter. Das merkt man, wenn man ein sortenreines Olivenöl kostet.

Oft wachsen verschiedene Olivenbaumarten auf einer Plantage. Die Mischung von zwei bis drei verschiedenen Ölfrüchten ist meist über Generationen erprobt und ergibt ausgewogene, charaktervolle Öle. Mischungen von verschiedenen Sortenölen zu einer ausgereiften Geschmacksrichtung werden auch aus bereits gepressten Olivenölen zusammengestellt.

Das Mischen zielt meist darauf ab, einem Markenöl einen möglichst gleichbleibenden Geschmack zu verleihen. In den Olivenanbaugebieten gibt es eigens Fachleute für die geschmacklichen Nuancen und Mischungen, die den sich stetig wandelnden Verbraucherwünschen gerecht werden sollen.

Die zahlreichen Olivensorten garantieren vielfältige geschmackliche Nuancen.

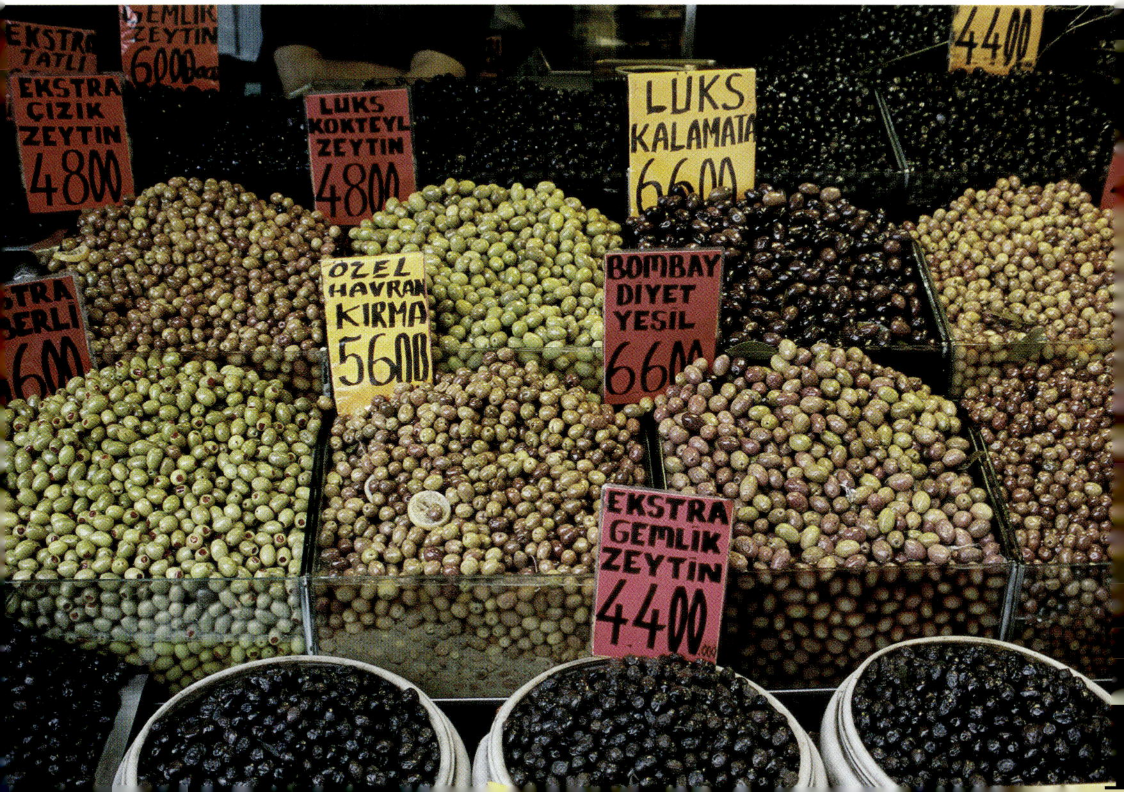

Wo kommt mein Olivenöl her?

Im Vergleich zur Gesamtproduktion von Olivenöl in der EU mit 1,9 Mio. Tonnen ist der Anteil der Produktion mit g.U. bzw. g.g.A. mit ca. drei bis vier Prozent noch bescheiden. Ein Öl mit so einem Logo ist also in jedem Fall etwas Besonderes.

Olivenöl aus Italien hat weltweit den besten Ruf und wird infolge dessen am meisten nachgefragt. Genau gesagt kommen über 82 Prozent der deutschen Importe aus Italien, was aber nicht unbedingt heißt, dass die Oliven auch dort gewachsen sind oder das Öl dort produziert wurde. Weil die italienische Ernte bei weitem nicht ausreicht, um den Bedarf an »italienischem Olivenöl« zu decken, werden Oliven oder Öle auch aus anderen Anbauländern – Spanien, Griechenland oder Tunesien – nach Italien importiert, dort abgefüllt und, als Olivenöl aus Italien etikettiert, in alle Welt verschickt.

Klare Regeln für das Etikett

Jedenfalls hat man sich per EU-Verordnungen ab dem Jahr 1998 bemüht, etwas Klarheit in die Etikettierung des Olivenöls zu bringen.

- Die Bezeichnung Olivenöl aus Italien, aus Spanien oder aus Griechenland usw. setzt voraus, dass die gepressten Oliven auch jeweils aus diesen Ländern stammen. Im Unterschied zur geschützten Ursprungsbezeichnung (g.U.) müssen Oliven und Olivenöl nicht aus einer bestimmten Region dieser Länder, z.B. der Toskana, kommen.
- Steht auf dem Etikett »produziert und abgefüllt für …«, so ist die Herkunft der Oliven und des Öls nicht unbedingt identisch mit dem Land/Ort, in dem es abgefüllt wurde. Auch »abgefüllt in …« hat allein meist keinen Bezug zu dem Ursprung des abgefüllten Olivenöls.
- Wenn aber darauf steht »produziert und abgefüllt in (Name des Ortes)«, dann muss das Olivenöl in eben diesem Ort/dieser Region gewonnen, gepresst und abgefüllt worden sein.

Echte Spezialitäten haben ihren Preis

Hätte so ein Öl auch noch einen für die Region typischen Charakter, so könnte es sich um die Auszeichnung g.U. oder g.g.A bemühen. Solcherart beschriftete Olivenöle stammen meist aus kleineren Familienbetrieben, die mit viel Sorgfalt, Können und Erfahrung Oliven ernten und Öl gewinnen. Hinter jeder Flasche steht viel und mühsame Arbeit.

Es liegt auf der Hand, dass solche Öle ein paar Euro teurer sind als im größeren Stil produziertes Öl. Sie sind aber in geschmacklicher Hinsicht und in Bezug auf ihren gesundheitlichen Wert jeden einzelnen Cent wert. So ein Öl sollte man eigentlich nicht zum Backen und Braten, sondern kalt für Salate, Mozzarella, zum Verfeinern und Beträufeln verwenden.

Oft auch qualitätsvoll – Mischöle

Wie beim Wein kann man auch bei Olivenöl unterschiedlichen Ansprüchen genügen. So kann man Olivenöle der höchsten Güteklasse aus verschiedenen, nicht extra ausgewiesenen Ländern zu einem Olivenöl »nativ extra« mischen, das geschmacklich und qualitätsmäßig die Ansprüche, die man an ein »Öl für alle Tage« stellt, gut erfüllt. Auch hier unterscheidet man geschmacklich zwischen einem mild fruchtigen, mittel fruchtigen oder intensiv fruchtigen Öl.

»Der Olivenhain ist wie eine Bibliothek, die man besucht, um das Leben zu vergessen oder es besser kennen zu lernen«, schrieb Jean Giono.

Öle aus dem Supermarkt

Weil die Öle aber aus verschiedenen Ländern stammen und nicht den Anspruch einer speziellen regionalen Herkunft haben, wird auf den Etiketten nur der Abfüller genannt. Das Land des Abfüllbetriebes ist aber nicht gleichzeitig das Ursprungsland des Olivenöls. Wer daraus schließt, solche Öle seien minderwertig, liegt meistens falsch. Dies muss nicht sein.

Auf jeden Fall können diese Mischöle preisgünstiger angeboten werden als Öle, die in einer bestimmten Region hergestellt und abgefüllt wurden. Die preiswerten Olivenöle der großen Discounter, die regelmäßig von der Stiftung Warentest mit Prädikaten ausgezeichnet werden, sind meist solche Mischöle ohne den Anspruch einer bestimmten regionalen Herkunft.

Daneben gibt es im Rahmen der EU-Verordnung noch weitere Möglichkeiten der Deklarierung, die meist darauf hinauslaufen, dass der Abfüllort mit dem eigentlichen Ursprungsland des Olivenöls nicht übereinstimmt (siehe Tabelle Seite 90).

So erkennt man die Herkunft eines Olivenöls

Hier finden Sie einige Beispiele für Kennzeichnungen und deren genaue Erklärung:

- Natives Olivenöl extra aus Nyons (F) (g. U. bzw. AOC): Olivenöl aus Nyons ist eine geschützte Ursprungsbezeichnung (g.U. bzw. AOC) und von der EU genehmigt. Die Oliven und das Öl müssen aus diesem Gebiet stammen.
- Natives Olivenöl extra produziert und abgefüllt in X: Das Öl muss in Ort X gewonnen und gepresst sein.
- Natives Olivenöl extra aus der Toskana (I) (g. g. A.): Toskana ist ein geschütztes geografisches Anbaugebiet (g. g. A.). Das Öl muss aus diesem Gebiet kommen und einen typischen Charakter haben.
- Natives Olivenöl extra aus Spanien (E): Das Öl muss in Spanien gewonnen und gepresst sein. Der Abfüllort hat keinen Bezug zu einer Region.
- Natives Olivenöl extra aus Portugal (P); Auslese nativer Olivenöle extra, die zu über 75 % in Portugal gewonnen wurden: Mischungen verschiedener Olivenöle nativ extra, die zu über 75 % in Portugal gewonnen und gepresst wurden. Das restliche Öl kann auch aus einem Drittstaat stammen.
- Natives Olivenöl extra aus der Europäischen Gemeinschaft: Mischungen von Olivenölen nativ extra, die zu 75 % in verschiedenen Gebieten/Ländern der EU gewonnen wurden. Der Rest des Öls kann aus Drittländern importiert werden. Das Abfüll-Land hat keine Beziehung zum Ursprung des Öls.
- Natives Olivenöl extra ; Abfüller (Firma X, Adresse): Mischungen von Olivenölen nativ extra aus verschiedenen Herstellerländern. Das Abfüll-Land ist genannt, hat aber keine Beziehung zum Ursprung des Öls.
- Olivenöl: keine Ursprungsbezeichnung
- Oliventresteröl: keine Ursprungsbezeichnung

Geschmacksvielfalt – wie beim Wein

Was uns beim Wein selbstverständlich erscheint, nämlich die Auswahl unter verschiedenen Sorten, je nach Gelegenheit und Gusto, ist bei Olivenöl noch etwas weniger geläufig. Die meisten Verbraucher setzen auf den guten gesundheitlichen Ruf des Olivenöls und die Güteklasse »extra nativ« und wissen dabei gar nicht, dass über 150 Olivenbaumarten nebst Lage, Bodenbeschaffenheit, Klima und Reifegrad für eine geschmackliche Vielfalt des Olivenöls sorgen, die selbst Weinkenner in Erstaunen versetzt.

Fruchtig, würzig, nussig, pfeffrig …

Olivenöle duften fein nach frisch geschnittenem Gras, wilden Kräutern, Holz, Rosen, Früchten oder Zitrone. Sie schmecken zartbitter oder abgerundet, mild oder würzig, leicht oder kräftig, deutlich nach Oliven, ein wenig nach Äpfeln oder anderen frischen Früchten, mit einem Nachklang von Trüffeln, Mandeln, grünen Nüssen, Artischocken oder Pinien(kernen). Der Nachgeschmack kann leicht bitter, pfeffrig oder auch ein wenig kratzig sein. Die Farbe des Öls ist zartgrün, goldgelb, gelbgrün, strohfarben oder grüngold, mit oder ohne Reflexe. Feinschmecker bringen mit dem ausgesuchten Öl eine Speise zur Vollendung. In sehr edlen italienischen Restaurants kommt es sogar vor, dass dem Gast eine Olivenölkarte vorgelegt wird.

Durch das Einwirken von Licht, Wärme und den Kontakt mit bestimmten Metallen können die Fettsäuren der Oliven oder des Olivenöls mit Luftsauerstoff reagieren. Sie oxidieren dann und zersetzen sich dabei. Dies wirkt sich nachteilig auf Geruch und Geschmack der Oliven und des Öls aus. Sie verderben, schmecken ranzig oder moderig.

Verkosten mit Weißbrot

Zum Olivenölkenner wird man übrigens nur durch Degustieren, Verkosten also von ausgesuchten Olivenölen, genauso wie es Weinliebhaber mit einem guten Tropfen machen. Um den Geschmack Ihres

Olivenölproduktion in 1000 t in der EU

	1999/2000	2000/2001	2001/2002	2002/2003
Spanien	669,1	973,7	1 411,5	865,0
Italien	735,0	509,0	656,5	590,0
Griechenland	420,0	430,0	358,5	375,0
Portugal	50,2	24,6	33,5	29,0
Frankreich	4,1	3,2	3,4	4,5
Gesamt	1 878,4	1 940,5	2 463,5	1 863,5

Quelle: IOOC

Olivenöls herauszufinden, bedienen Sie sich einer Scheibe neutral schmeckenden Baguettes. Das Weißbrot kräftig in zimmerwarmes Olivenöl tunken, abbeißen und im ganzen Mund kauen. Keinesfalls nur mit der Zungenspitze kosten, denn Olivenöl spricht alle Geschmacksnerven im Mund an.

Der fruchtige Reichtum Südeuropas

Wenn man früher in Kriegszeiten oder bei Familienfehden den Feind besonders empfindlich treffen wollte, hat man die Olivenbäume des Gegners umgeschlagen. Es gingen Jahrzehnte ins Land, bis er sich von dem wirtschaftlichen Schaden wieder erholte.

Italien glänzt mit über 30 Olivensorten für die Ölherstellung. Während in Ligurien die Taggiasca-Olive mit ihrer eher süßlich-zarten Fruchtigkeit überwiegt, werden in derselben Gegend auch kräftigere Öle aus den Sorten Mortino, Razzola, Lizona und Lavagnina gepresst. Toskanische Frantoio-, Leccino- und Moraiolo-Oliven ergeben – früh geerntet – »grüne« Spezialitätenöle mit einem deutlichen Bitterton. Wartet man dagegen mit der Ernte bis zum Ausreifen, werden abgerundete, »süßere« Öle daraus.

Aus Sizilien stammen die Sorten Biancolilla und Necellara del Belice mit einem kräftigen und frischen Olivengeschmack. Im größten Anbaugebiet Italiens, in Apulien, überwiegt die Sorte Coratina.

Rund um das Mittelmeer

In Portugal sind Carrasquenha, Galega und Rendondil die verbreitetsten Sorten. Sie schmecken oft leicht nussig. Die meisten portugiesischen Anbaugebiete haben für ihre Öle übrigens eine geschützte Ursprungsbezeichnung (g. U.). Im Süden Frankreichs werden Picholine- und Aglandeau-Oliven zu einem delikaten, mild schmeckenden Olivenöl mit leichter Süße gepresst.

In Griechenland wachsen über 25 verschiedene Olivensorten, wobei die Koroneiki, Kalamata und Mastoidis am bekanntesten sind. Griechische Olivenöle zeichnen sich durch eine mittlere, nicht zu kräftige Fruchtigkeit aus und schmecken je nach Anbaugebiet mehr oder weniger nach Bittermandeln. Auf den Inseln Lesbos, Thassos und der Halbinsel Chalkidike gibt es eigene traditionelle Sorten.

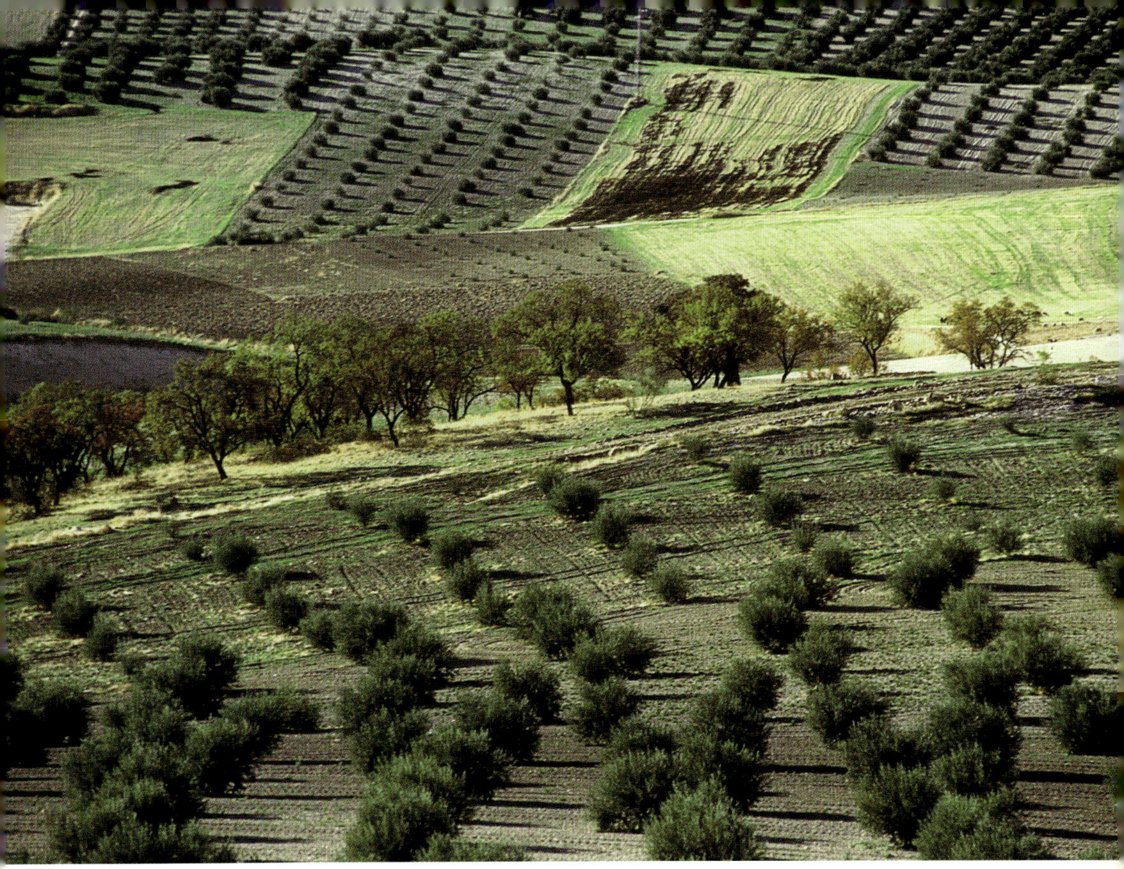

Weltspitze Spanien

Der größte Olivenölproduzent der EU ist Spanien. Mit knapp 50% Anteil an der Olivenölproduktion innerhalb der Europäischen Union liegt es deutlich auf dem ersten Platz, gefolgt von Italien (ca. 26%) und Griechenland (ca. 21%). Mit durchschnittlich 950000 Tonnen erzielt Spanien ca. 25% der Weltproduktion.

Die Anbauregionen für über 35 Olivensorten sind auf der Iberischen Halbinsel besonders groß. In Katalonien werden fruchtige Öle aus den Sorten Verdial de Badajoz, Empletre (leicht süßlich) und Arbequinha (zart nach Artischocke und grüner Tomate) am meisten geschätzt. In Andalusien gibt es riesengroße Plantagen mit den Sorten Picual (von angenehm bitter bis zu leicht süßlich), Hojiblanca (leichter Mandelgeschmack, fruchtig nach frischem Gras), Cornicabra (duftig, samtig), Lechin de Sevilla (grasartiger Olivengeschmack, mit Bittermandel-Aroma) sowie der Verdial in Süden Andalusiens, die fruchtig frisch und angenehm süßlich schmeckt.

Olivenplantage in Spanien, dem größten Olivenölproduzenten der EU

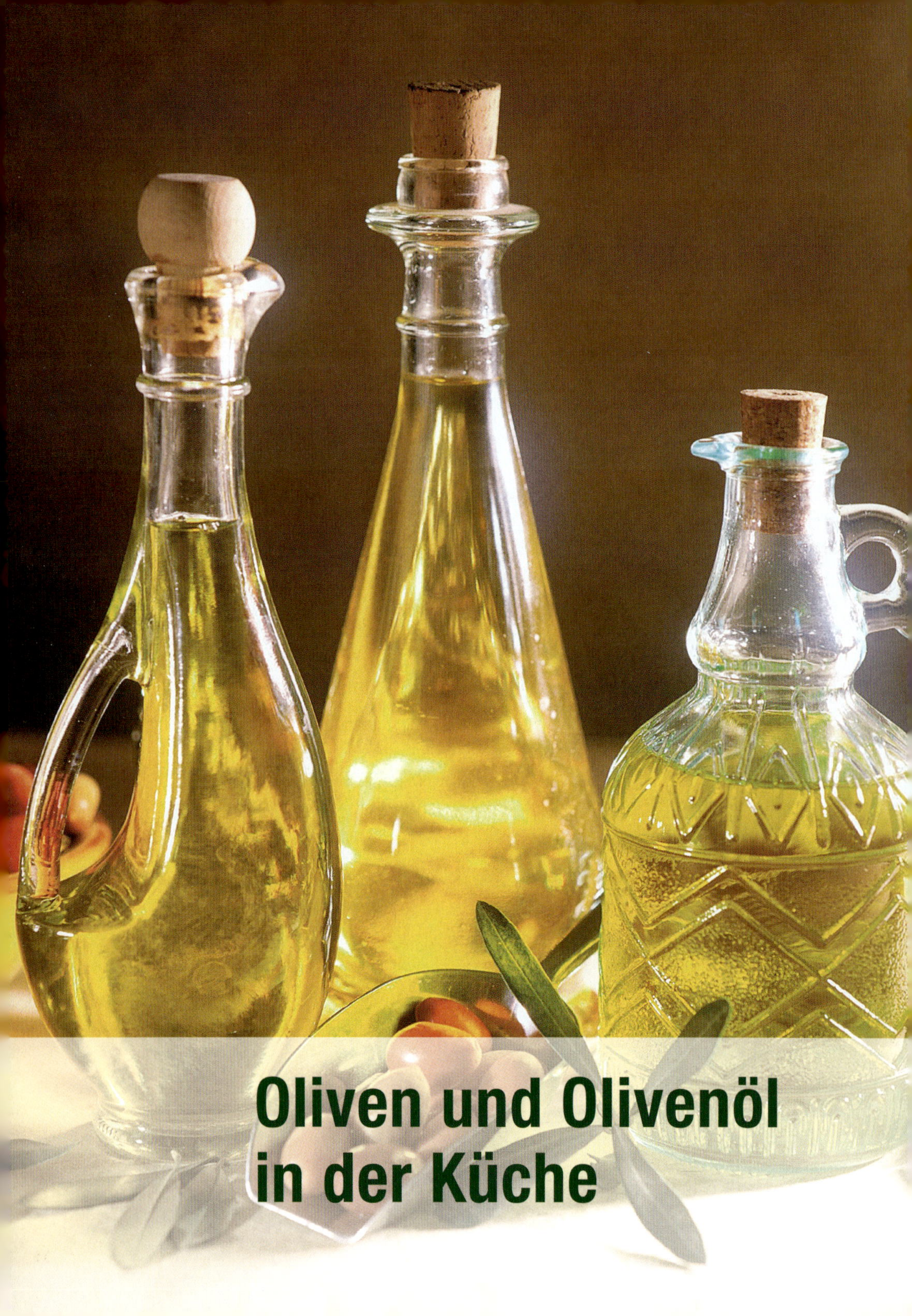

Oliven und Olivenöl in der Küche

Vielseitige Gaumenfreuden

Im Mittelmeerraum sind Oliven und Olivenöl die Begleiter nahezu jeder größeren Mahlzeit. Eingelegte Oliven krönen Tapas, Antipasti oder Mezze. Oliventapenade, eine Creme aus schwarzen Oliven, Sardellen, Kapern und Öl, der »Kaviar der Provence«, würzt auf raffinierte Weise Hühnchen, Kaninchen und Gemüse. Ganz delikat auch pur auf frisch geröstetem Baguette.
Natürliches Olivenöl hat die Fähigkeit, Düfte und Aromen einzufangen. Es verschmilzt innig mit Knoblauch und mediterranen Kräutern wie Thymian, Rosmarin, Fenchel oder Basilikum. Im Pesto – französisch pistou – haben sich Basilikum, Pinienkerne, Knoblauch und Olivenöl zu einer fantastischen Verbindung, einer würzigen Paste, zusammengefunden; der ideale Begleiter zu Pasta, Suppen, Fleisch oder Gemüse.

Der richtige Umgang mit Olivenöl

Ein Öl der Spitzenklasse sollte lieber kalt verwendet werden – für frische Salate und Rohkost, zum Marinieren von Gemüse, Meeresfrüchten, Pilzen und Käse, zum Beträufeln von Brot, Pasta, Saucen, Suppen oder secondi piatti.
Doch auch zum Kochen und Braten sollte man beim Öl auf Qualität setzen. Und selbstverständlich kann man mit Olivenöl auch backen. Der fruchtige Geschmack, den wir in der Gemüse-, Fleisch- und Pastaküche schätzen gelernt haben, verbindet sich beim Backen ebenso ideal mit den Aromen von Mandeln und Nüssen, mit Gewürzen wie Zimt, Anis, Nelken, Muskat und Koriander und mit Früchten wie Feigen, Orangen und Zitronen.

Oliven immer mit einem sauberen Plastiklöffel aus dem Glas nehmen. Selbst kleinste Verunreinigungen lassen die Oliven und die Ölmarinade rasch ranzig werden. Auch bei Metallbesteck besteht die Gefahr, dass Oliven und Olivenöl oxidieren.

Die Lagerung

Native Speiseöle sind lebendige Nahrungsmittel und daher nicht unbegrenzt haltbar. Bei richtiger Lagerung ist eine ungeöffnete Flasche Olivenöl mindestens 18 Monate haltbar (Das Mindesthaltbarkeitsdatum sagt es genau!). Will man den vollen Geschmack genießen, empfiehlt

es sich aber, frisch gekauftes Olivenöl rasch aufzubrauchen. Das beste Öl ist immer das junge Öl, sagen die Ölmüller.
Olivenöle sollte man immer dunkel und kühl (10 bis 16 °C) aufbewahren. Angebrochene Flaschen muss man zügig verbrauchen.

Rauch ist nicht zu verwechseln mit Dampf, der aufsteigen kann, wenn ein besonders würziges Olivenöl erhitzt wird, schon bevor es 180 °C erreicht hat.

So sollte Olivenöl nicht schmecken

- Ranzig – Das Öl war bei der Herstellung zu lange Licht, Luft oder Wärme ausgesetzt und ist oxidiert.
- Kratzig, sauer – Zu viele freie Fettsäuren entstanden im Öl aufgrund mangelnder Sorgfalt bei Ernte und Verarbeitung.
- Seifig, fettig, talgig – Die Oliven waren von der Olivenfliege befallen.
- Erdig – Die Oliven wurden vom Boden aufgesammelt oder ungewaschen gekeltert.
- Bitter – Blätter und Stiele wurden nicht ausgesiebt, sondern mit vermahlen.
- Schlammig – Dies rührt vom Dekantierbecken her, wenn der Bodensatz nicht regelmäßig aus den Behältern entfernt wird.
- Modrig, schimmelig – Die Oliven wurden nicht trocken gelagert, sind von Schimmel- und Hefepilzen befallen gewesen.
- Schmierölartig – Die Ursache sind nicht sorgfältig gereinigte Maschinenteile.
- Salzlakig – Das Öl wurde aus in Salzlake eingelegten Oliven gepresst.
- Alt, muffig – Das Öl wurde zu lange gelagert.

Schonendes Braten und Schmoren mit Olivenöl

Eine Frage, die immer wieder gestellt wird: Kann man mit Olivenöl braten und schmoren? Ist es dann noch gesund? Ist es dazu nicht viel zu schade?
Die Antwort lautet: Man kann mit Olivenöl dünsten, braten, schmoren, und, wenn man die Regeln beachtet, sogar frittieren. Olivenöl ist wegen seines hohen Anteils an einfach ungesättigten Fettsäuren (circa 75 %) dafür sogar besonders gut geeignet.

Achten Sie dabei aber auf Folgendes: Natives Olivenöl extra und natives Olivenöl können gut bis 180 °C erhitzt werden, höher sollte man nicht gehen, dann verlieren sie an Wert. Für höhere Temperaturen, bis 210 °C, sollte man auf die hitzestabilere Güteklasse »Olivenöl« zurückgreifen. Damit kann auch gut frittiert werden.
Für Olivenöl wie für alle Öle gilt: Wenn das Öl in der Pfanne zu rauchen beginnt (extra native Öle ab 180 °C, raffinierte Öle ab 220 °C) und einen beißenden Geruch verströmt, ist es zu heiß geworden und für das Zubereiten von Nahrung nicht mehr geeignet. Das Öl beginnt sich zu zersetzen. Dabei entstehen giftige Verbindungen, die gesundheitsschädlich sein können und den Speisen einen bitteren Geschmack geben. Außerdem könnte sich das Öl entzünden.

Vorsichtig erhitzen

Hochwertige und geschmacksintensive Olivenöle, teure und nicht überall erhältliche Tröpfchenöle sind eigentlich zu schade zum Erhitzen. Sie entfalten ihr volles Aroma und ihren gesundheitlichen Nutzen am besten in der kalten Küche, an Salaten und Vorspeisen. Oder man

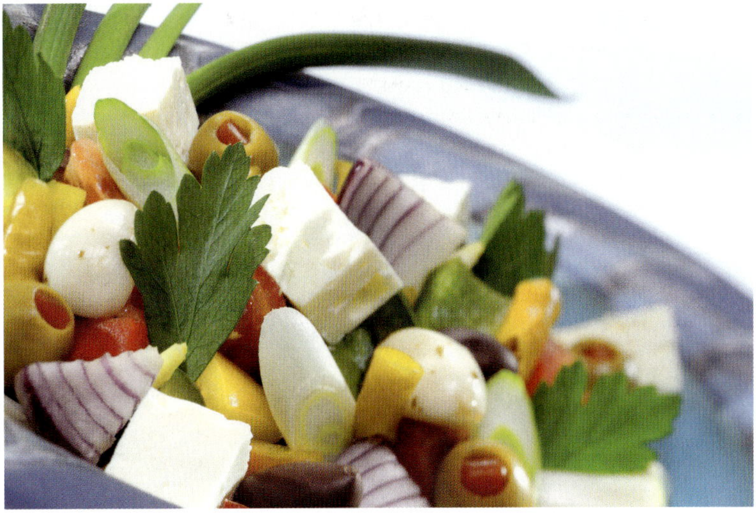

An einem griechischen Bauernsalat entfaltet hochwertiges Olivenöl sein volles Aroma.

verfeinert Suppen, Gemüse, Kartoffelbrei oder Nudeln erst damit, wenn man die Gerichte vom Herd genommen hat.
Zum Braten mit Olivenöl erst die Pfanne heiß werden lassen. Jetzt das Olivenöl hineingießen und auf 160 bis 180 °C erhitzen. (Wann die richtige Temperatur erreicht ist, siehe unten!) Dann Fleisch, Fisch oder Geflügel dazugeben.
Das heiße Öl dringt gut in die Poren des Bratgutes ein und klebt auch nicht am Pfannenboden fest. Beim Anbraten bildet sich eine braune Kruste; diese Röststoffe sind wichtig für den Geschmack der Sauce. Während des Bratens kein kaltes Öl mehr nachgießen, da sonst der Bratvorgang unterbrochen wird und das Bratenstück Saft verliert.

Verwendung von Olivenölen in der Küche

Kaltanwendung	Warmanwendung	
Native Olivenöle	**Native Olivenöle**	**Olivenöle**
(Zimmertemp.)	(bis 180 °C)	(bis 210 °C)
Dressings	Dünsten	Dünsten
Marinaden	Schmoren	Schmoren
Würzen	Garen	Garen, Backen
Dipsaucen	Backen	Braten
Beträufeln	Schonend Braten	Frittieren

Praktische Tipps

- Bratgut immer gut trockentupfen (Küchenkrepp), bevor man es ins heiße Öl legt. Sonst kann es zu gefährlichen Spritzern kommen.
- Die richtige Temperatur beim Braten mit mäßiger Hitze (Gemüse, Fisch, zartes Fleisch) hat ein Öl, wenn Brotstückchen darin sprudelnde Bläschen bilden.
- Die richtige Temperatur zum Anbraten (Steaks, feste Fleischstücke): Wassertropfen erzeugen auf dem Öl ein trockenes Prasseln (170–180 °C).
- Zum Schmoren brät man das Bratgut in wenig Öl rundherum an, löscht mit etwas Flüssigkeit – Brühe, Wein, Bier oder Wasser – ab

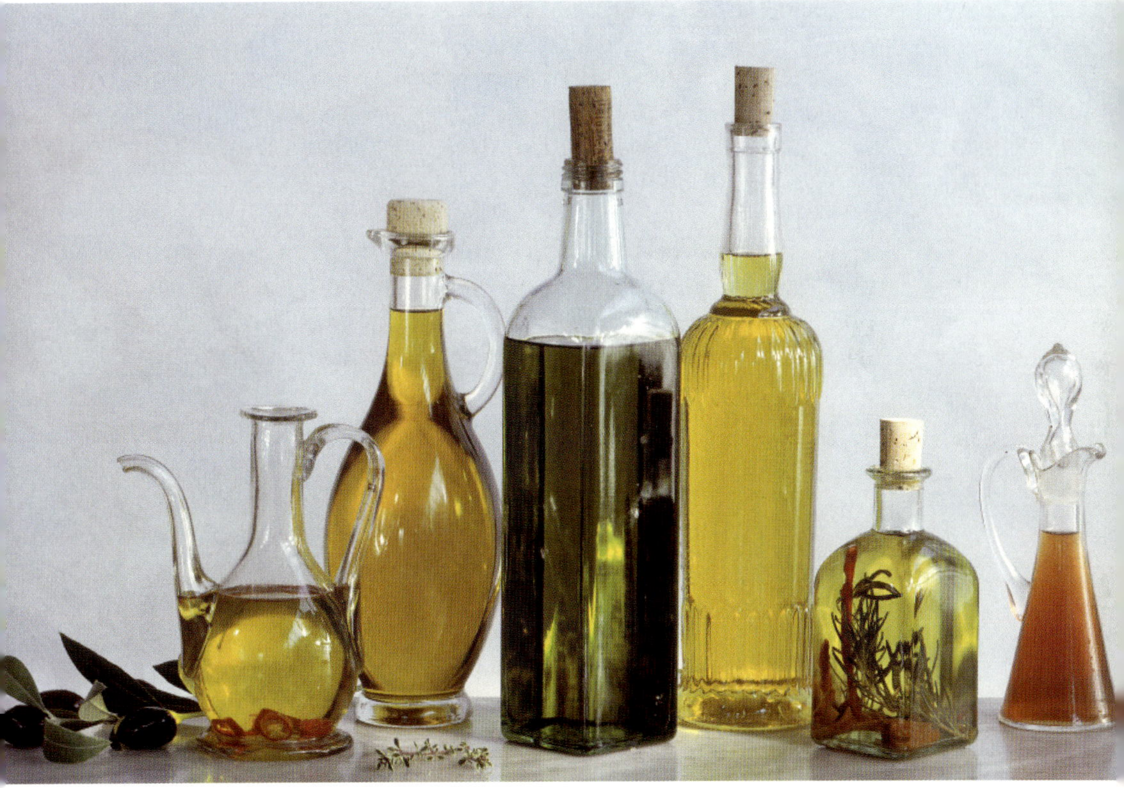

und lässt den Braten bei einer Temperatur von 100 °C im geschlossenen Topf weiter garen. Die Nährstoffe des Olivenöls bleiben beim Schmoren erhalten.

- So testen Sie, ob Ihr Öl die zum Frittieren richtige Temperatur hat: Tauchen Sie den Stil eines Holzlöffels ins Öl. Bilden sich Bläschen, ist es heiß genug. Zum Frittieren verwendetes Olivenöl kann mehrmals eingesetzt werden, wenn man es nach dem Gebrauch filtert und luftdicht lagert.
- Bei niedrigen Temperaturen oder im Kühlschrank kann Olivenöl flockig-trübe werden. Bei Zimmertemperatur klärt es sich wieder. Die Qualität wird davon nicht beeinträchtigt.

Native Öle sollten entweder kalt verwendet oder schonend erwärmt werden.

Vorspeisen, Tapas, Antipasti

Schwarze Oliven mit pikanter Sauce

400 g große schwarze Oliven (mit oder ohne Stein)
2 Sardellenfilets
1/4 Zwiebel
1 Knoblauchzehe
einige Stängel Oregano
1/8 l natives Olivenöl extra

1 Die Oliven entsteinen. Die Sardellenfilets kurz unter fließendes Wasser halten, gut trockentupfen und sehr fein hacken. Zwiebel und Knoblauch abziehen und fein würfeln. Oregano waschen, trockenschütteln, die Blättchen fein wiegen.
2 In einer Pfanne das Olivenöl erwärmen, die klein geschnittenen Zutaten einige Minuten darin andünsten. Die Oliven dazugeben und fünf Minuten mitdünsten.
3 Die Oliven samt der Marinade in einen Tontopf mit Deckel füllen und mindestens 2 Stunden durchziehen lassen.

Oliventapenade

500 g entsteinte schwarze Oliven
3–4 Anchovisfilets
2–3 EL Kapern
1–2 Knoblauchzehen
einige Basilikumblättchen
natives Olivenöl extra
Pfeffer

1 Die Oliven fein hacken. In einem Mörser Anchovisfilets (gewässert), Kapern, Knoblauch und Basilikum zerstoßen. Mit den Oliven mischen.
2 Vorsichtig das Olivenöl unterrühren, bis die Masse eine cremige Konsistenz hat. Zum Schluss mit Pfeffer kräftig abschmecken.

Tipp: Übrig gebliebene Tapenade eignet sich vorzüglich für gefüllte Eier. Dazu halbiert man hartgekochte Eier, hebt das Eigelb vorsichtig heraus und drückt es durch ein Sieb. Eigelbmasse mit der Olivenpaste gut verrühren und mit einem Spritzbeutel wieder in die Eihälften füllen.

Gefüllte Weinblätter (Dolmádakia)

8 Weinblätter (in Salzlake)
1 Zwiebel
1 Knoblauchzehe
1/2 Tasse natives Olivenöl extra
1/2 Tasse Reis
100 g Rinderhackfleisch
1 Tasse Brühe
1 Hand voll Pinienkerne
1 EL Korinthen
je 1 EL Dill, Petersilie und Minze, fein gehackt
Salz
Pfeffer
Zucker
Saft von 1 Zitrone
150 ml Weißwein

Eingelegte Weinblätter erhält man in den Lebensmittelabteilungen großer Kaufhäuser oder natürlich in südländischen Lebensmittelgeschäften.

1 Weinblätter kurz in warmem Wasser einweichen, damit sich der Salzgeschmack verliert. Zwiebel und Knoblauch abziehen und fein hacken.

2 In der Hälfte des Öls die Zwiebel glasig dünsten, Reis und Rinderhack darin kurz anbraten, mit Brühe ablöschen und 10 Minuten auf kleiner Flamme ziehen lassen, bis die Flüssigkeit eingekocht ist. Den Topf vom Herd nehmen, abkühlen lassen, Pinienkerne, Korinthen, Knoblauch und Kräuter untermischen. Mit den Gewürzen pikant abschmecken.

3 Die Weinblätter nebeneinander ausbreiten. Jeweils 1 Esslöffel der Füllung an den Rand geben, die Weinblätter zusammenrollen, mit einem Faden umwickeln. Die gefüllten Weinblätter in eine Auflaufform legen, das restliche Öl, Zitronensaft und Weißwein darüber gießen. Zugedeckt etwa 45 Minuten auf kleiner Flamme garen, bis die Flüssigkeit eingedünstet ist.

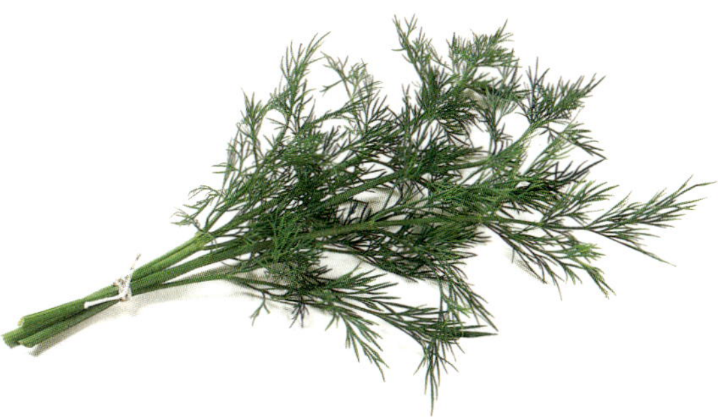

Bohnen mit Zitronensauce

Zum Würzen, Marinieren und in Salatdressings sollte Olivenöl immer Zimmertemperatur haben, da es sich dann am schnellsten mit den anderen Zutaten verbindet.

750 g zarte grüne Bohnen
2 unbehandelte Zitronen
1 Lauchzwiebel
1 Bund glatte Petersilie
Salz
Pfeffer aus der Mühle
4 EL natives Olivenöl extra

1 Die Bohnen putzen und waschen. In kochendem Salzwasser 9 Minuten garen, sodass sie noch Biss haben. Bohnen abgießen, in Eiswasser abschrecken und gut abtropfen lassen, dann in eine große Schüssel geben.

2 Zitronen mit heißem Wasser abspülen und trockenreiben. Die Schale von 1 Zitrone mit einem Sparschäler hauchdünn abschälen, in feine Julienne-Streifen schneiden und 2 Minuten in kochendem Wasser blanchieren, kalt abschrecken.

3 Die Zitrone auspressen. Die ungeschälte Zitrone in dünne Scheiben schneiden.

4 Die Lauchzwiebel putzen, waschen und fein schneiden, die Petersilienblättchen fein hacken. Zitronensaft, Salz, Pfeffer und Olivenöl gut verrühren, Julienne, Petersilie und Lauchzwiebel dazurühren.

5 Die Marinade über die Bohnen gießen. Den Salat mit Zitronenscheiben garnieren.

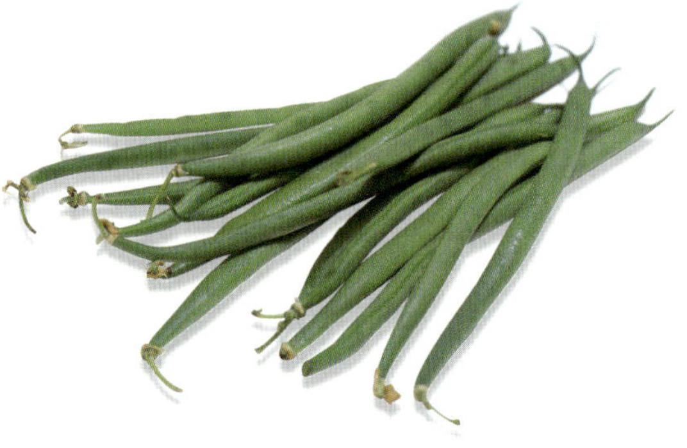

Salat und Gemüse

Spinatsalat

750 g Spinatblätter
1 Knoblauchzehe
1 EL Zitronensaft
Salz
Pfeffer
2 EL natives Olivenöl extra
30 g Parmesankäse
Pinienkerne

Alternativ zu den köstlichen, aber auch kostspieligen Pinienkernen können Sie Mandelstifte anrösten und über den Salat streuen.

1 Spinat verlesen, gut waschen und trockenschleudern.
2 Knoblauch abziehen und durch die Presse drücken, mit Zitronensaft, Salz, Pfeffer und Olivenöl zu einem Dressing verrühren und über den Spinat geben.
3 Pinienkerne in einer Pfanne ohne Fett rösten, Parmesankäse reiben und beides auf dem Salat anrichten.

Arabischer Bulgur-Salat

250 g Bulgur (gemahlener Hartweizengrieß)
1/2 l Gemüsebrühe
6 Tomaten
1 grüne Chilischote
4 Frühlingszwiebeln, 2 Bund Petersilie
1 Bund Pfefferminze
3 unbehandelte Zitronen
1 TL Salz
2 Knoblauchzehen
8 EL Olivenöl
15 grüne Oliven

1 Die Gemüsebrühe erhitzen, den Bulgur darin aufkochen, zudecken und 15 Minuten ausquellen lassen.
2 Die Tomaten kurz in kochendes Wasser tauchen, enthäuten und in Würfel schneiden, dabei die Stielansätze und die Kerne entfernen.
3 Die Chilischote waschen, halbieren, entkernen und in feine Streifen schneiden. Die Frühlingszwiebeln waschen und in Scheiben, das Grün in Röllchen schneiden. Petersilie und Pfefferminze waschen, die Blättchen abzupfen und fein hacken.
4 Den gegarten Bulgur in eine große Schüssel geben und mit einer Gabel etwas auflockern.

5 Die Zitronen halbieren, von jeder Hälfte eine Scheibe abschneiden, den Rest auspressen.

6 Zitronensaft und Salz gut verrühren. Die Knoblauchzehen abziehen, durchpressen und zum Zitronensaft geben. Das Öl nach und nach hinzufügen und zu einer Creme verrühren.

7 Tomaten, Chili, Frühlingszwiebel, Kräuter und Oliven zum Bulgur geben, die Marinade darüber träufeln und locker vermengen.

8 Den Bulgur-Salat mit Zitronenscheiben garniert servieren. Der Salat aus dem vorderen Orient kann als pikante Vorspeise, vegetarisches Hauptgericht oder Beilage zu Fleischgerichten serviert werden. Im Sommer eignet er sich als leichtes, erfrischendes Abendessen.

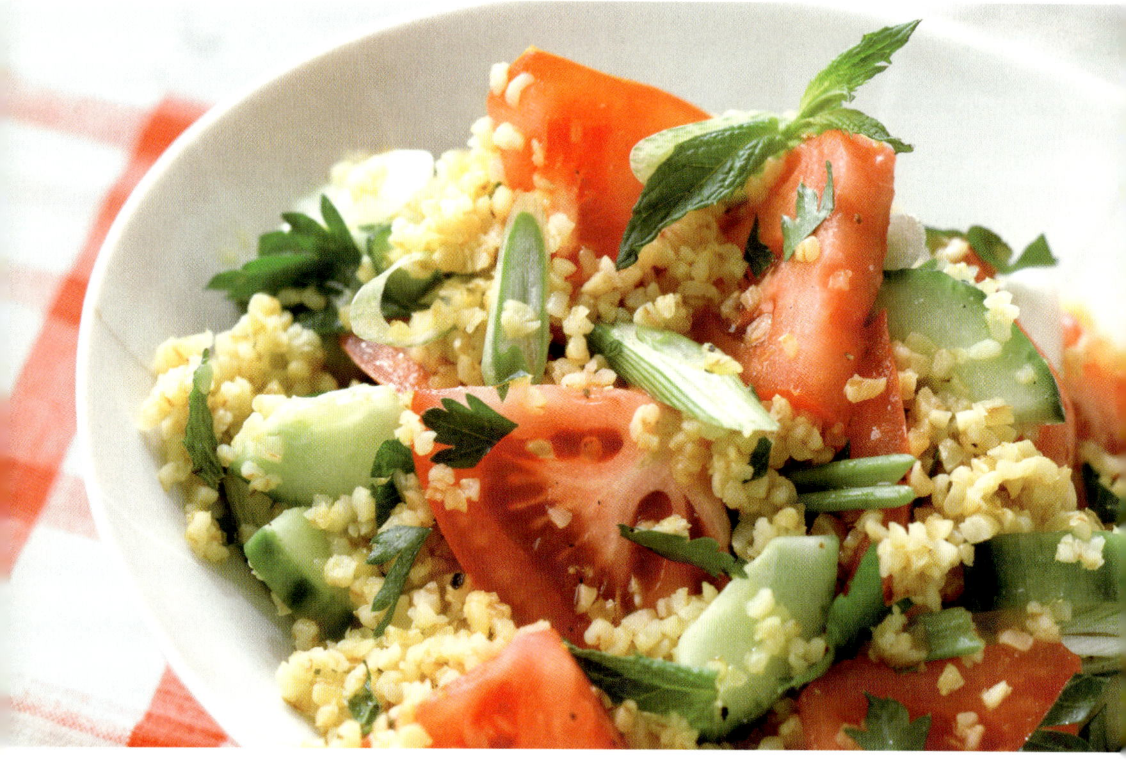

Eine köstliche Alternative: Tomaten-Bulgur-Salat mit frischen Gurken

Grüner Spargel mit Petersilienpesto

2 kg grüner Spargel
2 Bund glatte Petersilie
1 Knoblauchzehe
60 g geriebener Parmesan
1/8 l natives Olivenöl extra
Salz
Pfeffer
75 g frisch geriebener Pecorino

Tipp: Sehr gut schmecken dazu: fertige Gnocchi aus dem Kühlregal.

1 Den Spargel waschen, die Enden abschneiden und das untere Drittel schälen. Die Petersilienblättchen abzupfen und grob hacken. Knoblauch abziehen und durchpressen.
2 Petersilie mit Knoblauch, Parmesan und Olivenöl im Mörser oder Blitzhacker zu einer cremigen Soße verarbeiten.
3 Den Spargel in kochendem Salzwasser ca. 7 Minuten garen. Herausnehmen, abtropfen lassen und auf Teller verteilen.
4 Den Pesto mit etwa 5 Esslöffel Spargelwasser verdünnen, über den Spargel träufeln und mit geraspeltem Pecorino bestreuen.

Spanisches Gemüse

8 EL natives Olivenöl extra
3 mittelgroße Kartoffeln
2 Zwiebeln
je 1 rote und gelbe Paprikaschote
2 kleine Auberginen, 2 Zucchini
4 Tomaten
Saft von 1/2 Zitrone
Salz
schwarzer Pfeffer aus der Mühle
Petersilie

1 Den Backofen auf 180 °C vorheizen. Backblech mit Backpapier belegen und mit 3 Esslöffel Olivenöl bepinseln.
2 Die Kartoffeln waschen, längs halbieren, mit der Schnittfläche nach unten auf das Backblech legen. Auf der mittleren Schiene in den Ofen schieben und 15 Minuten backen.
3 Zwiebeln abziehen, quer halbieren, mit der Schnittfläche nach unten zu den Kartoffeln aufs Backblech legen und 15 Minuten backen.
4 Paprikaschoten waschen, halbieren, entkernen und in Stücke schneiden. Auberginen waschen, Stielansätze abschneiden, der Länge nach vierteln, in Stücke schneiden. Zucchini waschen, Stiel- und Blütenansätze entfernen und in Scheiben schneiden.

5 Gemüse zu Kartoffeln und Zwiebeln aufs Backblech legen. Mit 2 Esslöffel Olivenöl beträufeln und 10 Minuten backen.

6 Tomaten waschen, halbieren, mit der Schnittfläche nach unten aufs Backblech legen. Paprika, Auberginen und Zucchini dabei wenden. Nochmals 10 Minuten backen.

7 Restliches Olivenöl mit dem Zitronensaft mischen. Gemüse aus dem Rohr nehmen und auf einer Platte anrichten. Mit der Olivenölmischung beträufeln, salzen, pfeffern und nach Belieben mit frisch gehackter Petersilie bestreuen.

Sizilianische Peperonata

Für Kalorienbewusste:
- 100 g grüne Oliven haben 130 Kalorien
- 100 g reife Oliven haben 350 Kalorien

300 g kleinere Zwiebeln
500 g gemischte (rote, gelbe und grüne) Paprikaschoten
300 g vollreife Tomaten
50 g grüne oder schwarze entsteinte Oliven
4 EL natives Olivenöl extra
Salz
schwarzer Pfeffer aus der Mühle
1 TL Aceto Balsamico

1 Zwiebeln schälen und in Ringe schneiden. Die Paprikaschoten halbieren, Stielansätze und Kerngehäuse wegschneiden. Die Schoten waschen, trockentupfen und in Streifen schneiden.

2 Die Tomaten kurz in kochendem Wasser blanchieren, häuten, Stielansätze und Samen entfernen. Das Tomatenfruchtfleisch grob hacken. Die Oliven gegebenenfalls entsteinen und grob hacken.

3 Das Olivenöl in einem Topf erhitzen. Die Zwiebelringe darin unter Rühren glasig dünsten, sie sollen dabei nicht bräunen. Paprika und Tomaten hinzufügen und kurz anbraten. Salzen, pfeffern und Aceto Balsamico einrühren.

4 Das Gemüse zugedeckt 20 bis 30 Minuten schmoren lassen. Nach circa 10 Minuten die Oliven beifügen. Die Peperonata serviert man warm oder kalt zu Fleisch- oder Fischgerichten.

Kleine Gerichte

Olivensuppe

2 mittelgroße Zwiebeln
3 vollreife Tomaten
1–2 Petersilienwurzeln
20 grüne, entsteinte Oliven
2 EL natives Olivenöl extra
1/2 l Hühnerbrühe
Salz
weißer Pfeffer aus der Mühle
etwas Tabasco
süße Sahne (nach Belieben)
6 Oliven mit Paprikafüllung zur Garnitur

1 Die Zwiebeln abziehen und fein würfeln. Die Tomaten am Stielansatz kreuzweise einschneiden, kurz blanchieren, kalt abspülen und schälen. Tomaten in Würfel schneiden, dabei Stielansätze und Kerne entfernen. Petersilienwurzeln schaben und ebenfalls würfeln. Die ungefüllten Oliven grob hacken.

2 In einem Topf das Olivenöl erhitzen. Die Zwiebelwürfel darin glasig dünsten, Tomaten, Petersilienwurzeln sowie die gehackten Oliven dazugeben und 15 bis 20 Minuten mitdünsten, ohne dass sie bräunen. Öfters umrühren.

3 Das Gemüse vom Herd nehmen und mit dem Stabmixer pürieren, eventuell noch durch ein Sieb streichen. Mit der heißen Hühnerbrühe aufgießen und nochmals kurz aufkochen lassen.

4 Die Suppe mit (wenig) Salz, Pfeffer und Tabasco abschmecken. Nach Belieben mit etwas Schlagsahne verfeinern.

5 Die gefüllten Oliven in Scheiben schneiden. Die Suppe in Teller füllen und mit den Scheibchen garnieren. Eventuell ein wenig Paprikapulver (edelsüß) darüber stäuben.

Angebrochene in Öl eingelegte Oliven halten sich monatelang, sofern die Früchte mit Öl bedeckt sind. Kommen Oliven mit Luft in Kontakt, fangen sie rasch zu schimmeln an.

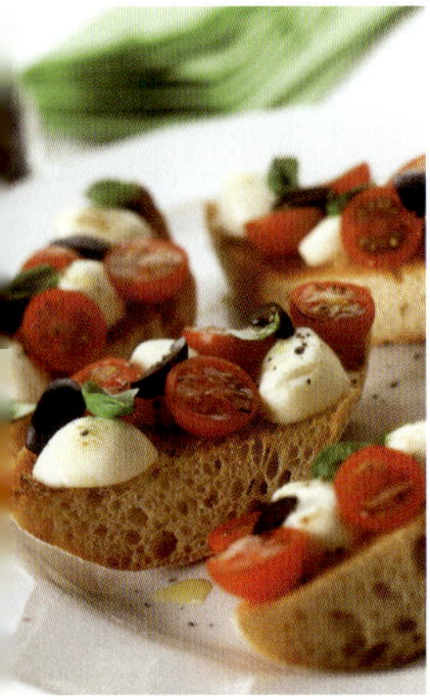

Tomaten-Oliven-Crostini – ein leckerer Snack für jede Gelegenheit

Tomaten-Mozzarella-Crostini

4 reife Tomaten
2 Packungen Mozzarella (à 125 g Abtropfgewicht)
8 entsteinte Oliven (grün oder schwarz)
1/2 Knoblauchzehe
8 Scheiben Kastenweißbrot
Oregano, Salz
Pfeffer aus der Mühle
1 TL natives Olivenöl extra
einige Stängel Basilikum

1 Die Tomaten kurz blanchieren, enthäuten und in 8 Scheiben schneiden. Den Mozzarella ebenfalls in Scheiben schneiden. Oliven halbieren. Die Knoblauchzehe abziehen.
2 Brotscheiben mit der halbierten Knoblauchzehe abreiben und mit etwas Oregano bestreuen. Erst mit Mozzarella, dann mit Tomaten und Oliven belegen, mit Salz, Pfeffer und Oregano bestreuen.
3 Backblech mit Backpapier auslegen und das Papier mit Olivenöl einpinseln. Die Brotscheiben darauf legen und im vorgeheizten Backofen bei 175 °C etwa 10 Minuten überbacken. Vor dem Servieren mit frischen Basilikumblättchen bestreuen.

Spaghetti mit Oliven, Kapern und Zitrone

1 Zwiebel
2–3 Knoblauchzehen
5 Petersilienstängel
2 Zitronen
6 Sardellen
400 g Spaghetti, Salz
6 EL natives Olivenöl extra
250 g Oliven (schwarz, grün oder gemischt)
3 gehäufte EL Kapern

1 Zwiebel und Knoblauch abziehen und fein hacken, Petersilienblättchen ebenfalls hacken, Zitronen schälen und filetieren, die Sardellen zerpflücken.
2 Die Spaghetti in reichlich Salzwasser bissfest kochen.
3 In einer Pfanne das Olivenöl zerlassen, Zwiebeln, Knoblauch und Petersilie darin andünsten. Die Oliven entsteinen und hinzufügen. Zitronenfilets, Sardellen und Kapern hineinrühren und leicht verkochen lassen.
4 Die Sauce unter die tropfnassen Spaghetti rühren und servieren.

Fleisch, Geflügel, Fisch

Fischfilets mit Oliventapenade auf Toast

4 Fischfilets (z. B. Rotbarbe, Meerbarbe, Loup de Mer), Salz
4 Scheiben Toastbrot
2 EL natives Olivenöl extra
1 Knoblauchzehe
4 EL Oliventapenade (Rezept siehe Seite 100)
Salz
Pfeffer aus der Mühle
4 Stängel Basilikum

1 Den Backofen auf 225 °C vorheizen. Ein Backblech mit Backpapier auslegen.
2 Fischfilets waschen und trockentupfen.
3 Von den Toastscheiben die Rinden abschneiden. Knoblauch abziehen und fein würfeln. Brotscheiben auf das Backblech legen, mit 1 Esslöffel Olivenöl beträufeln, Knoblauch darauf verteilen. 2 bis 3 Minuten im Rohr hellgelb rösten.
4 Die warmen Toasts vom Blech nehmen und mit der Tapenade bestreichen. Die Fischfilets auf das Backblech legen, salzen und pfeffern und mit dem restlichen Olivenöl beträufeln. 3 bis 5 Minuten im Backofen grillen.
5 Basilikum waschen und trockenschütteln. Die Fischfilets auf die Toastscheiben setzen und mit Basilikum garnieren.

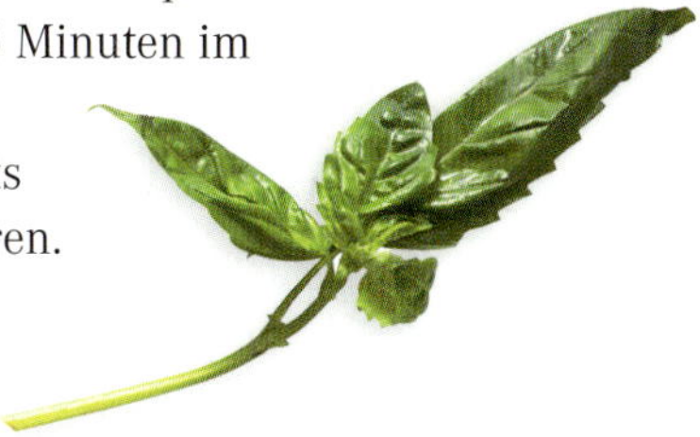

Hähnchenfilets in Sherry-Oliven-Sauce

4 Hähnchenbrustfilets (ca. 500 g), Salz, 2 EL Mehl
2 EL natives Olivenöl extra
schwarzer Pfeffer aus der Mühle
200 ml trockener Sherry
100 ml Hühnerfond aus dem Glas (ersatzweise Hühnerbrühe)
2 Knoblauchzehen
1 Stängel Thymian
80 g Oliven mit Paprikafüllung

1 Hähnchenbrustfilets waschen, trockentupfen und in mundgerechte Stücke schneiden, leicht salzen und in Mehl wenden. In einer Pfanne Olivenöl erhitzen, die Hähnchenwürfel rundum gut anbraten, mit Salz und Pfeffer würzen.

2 Das Fleisch aus der Pfanne nehmen und warm stellen. Einen Teil des Olivenöls aus der Pfanne weggießen, den verbleibenden Bratensatz mit Sherry lösen und mit Hühnerfond aufgießen.

3 Knoblauch abziehen und dazupressen, den Thymianstängel hinzufügen. Die Sauce in der Pfanne ohne Deckel auf kleiner Flamme kochen, bis sie eingedickt ist. Hähnchenstücke in die fertige Sauce geben und rund 10 Minuten auf ganz kleiner Flamme mitdünsten. Oliven in Scheiben schneiden und nach 5 Minuten zugeben. Dazu passt weißes Landbrot.

Mit Oliven geschmortes Hühnchen aus der Toskana

1 frisches Brathühnchen, küchenfertig zubereitet
2 EL Mehl
2 Knoblauchzehen
5 frische Salbeiblättchen
3 EL natives Olivenöl extra
2 EL Butter
0,2 l trockener Weißwein
Salz
weißer Pfeffer aus der Mühle
150 g große fleischige Oliven (grün oder schwarz)

Tipp: Als Variante kann man etwa 500 Gramm enthäutete, kleingeschnittene Tomaten zum Huhn geben und bei sanfter Hitze mitschmoren lassen.

1 Das Hühnchen in etwa 8 Stücke zerteilen. Die Hühnchenteile waschen, gut abtrocknen und in Mehl wenden.

2 Knoblauchzehen abziehen und fein würfeln. Die Salbeiblättchen waschen, trockenschütteln und hacken.

3 In einer Kasserolle das Öl und die Butter erhitzen. Die Fleischteile rundum darin braun anbraten. Knoblauch und Salbei hinzugeben und kurz mitbraten. Den Wein angießen. Mit Salz und Pfeffer würzen. Zugedeckt etwa 20 Minuten schmoren lassen.

4 In der Zwischenzeit die Oliven entkernen und vierteln. Sobald der Wein fast ganz verdampft ist, die Oliven zum Fleisch geben. Nochmals etwa 20 Minuten schmoren lassen. Dazu reicht man weißes italienisches Brot (Ciabatta).

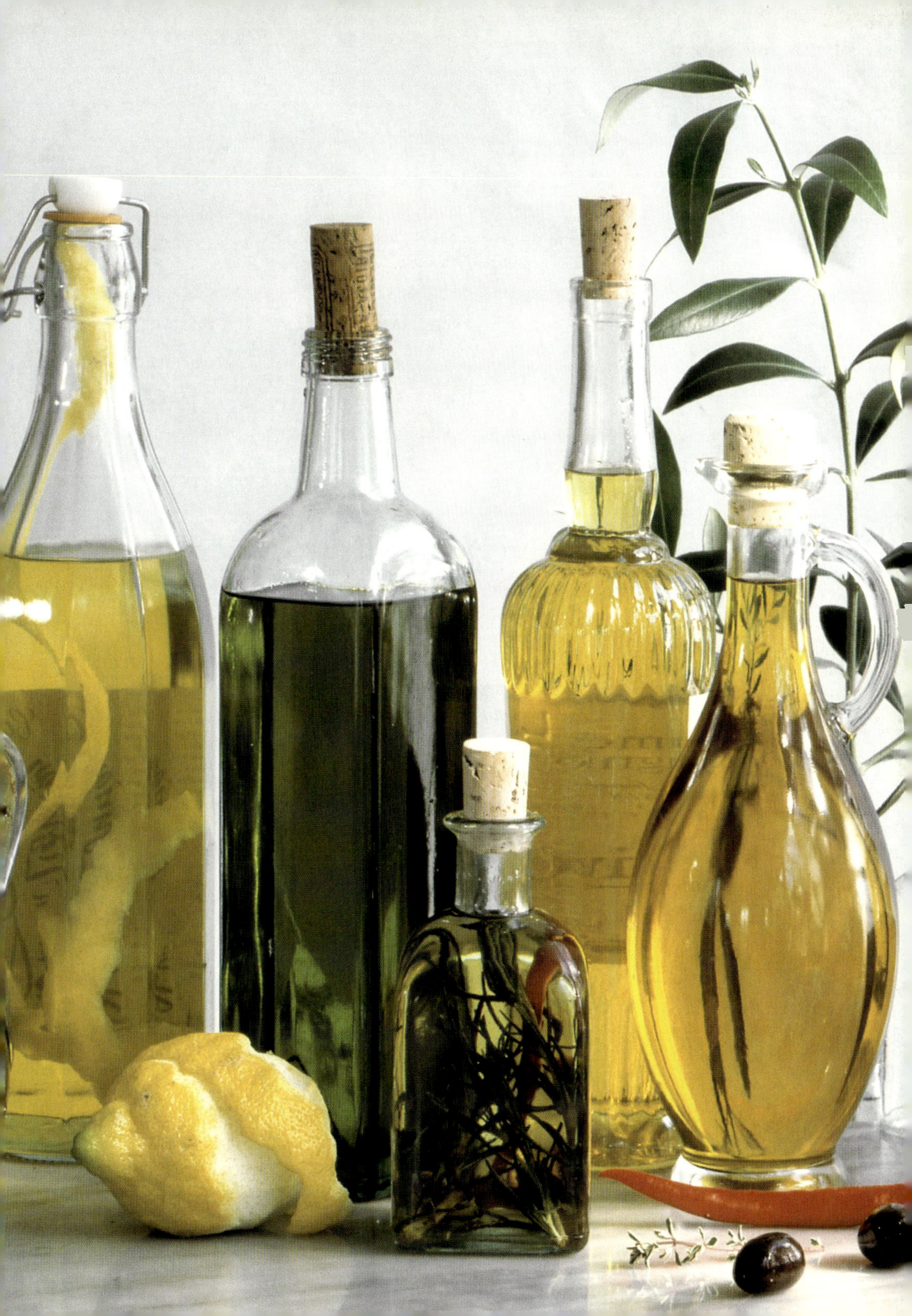

Hähnchenschenkel auf bäuerliche Art
(pollo a la campesina)

Tipp: Die Hähnchenschenkel mit italienischem Weißbrot und trockenem Weißwein servieren (zuvor die Chilischote eventuell herausfischen).

500 g Fleischtomaten
je 1 grüne und gelbe Paprikaschote
4 Hähnchenschenkel
3 EL natives Olivenöl extra
Salz
schwarzer Pfeffer aus der Mühle
3 Knoblauchzehen
1 TL mittelscharfes Paprikapulver
1/4 l trockener Weißwein
1 kleine Chilischote
1 Zweig Thymian
1 Lorbeerblatt
3 EL Tomatenmark
50 g mit Paprika gefüllte Oliven

1 Den Backofen auf 225 °C vorheizen.
2 Die Tomaten 30 Sekunden lang in kochendes Wasser legen, die Haut einstechen und abziehen. Tomaten achteln, dabei die Stielansätze entfernen.
3 Die Paprikaschoten waschen, halbieren, dabei die Kerne herausnehmen, das Fruchtfleisch in Vierecke schneiden.
4 Das Öl in einer Bratreine auf dem Herd erhitzen und die Hähnchenschenkel bei mittlerer Hitze von allen Seiten anbraten. Mit Salz, Pfeffer und Paprika würzen. Den Knoblauch schälen und darüber pressen. Mit dem Weißwein ablöschen.
5 Chilischote, Thymian und Lorbeerblatt, Tomaten und Paprikastücke dazugeben, das Tomatenmark einrühren.
6 Die Bratreine zugedeckt für 50 Minuten im Backrohr auf mittlerer Schiene schmoren lassen. 10 Minuten vor Ende der Schmorzeit die Oliven quer in Scheiben schneiden und über dem Gericht verteilen.

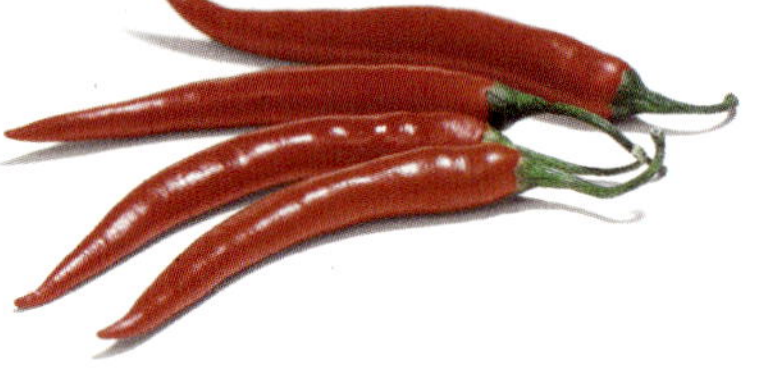

Oliven und Kartoffeln

Kartoffelpüree mit Oliven

1 kg mehlige Kartoffeln
1/4 bis 3/8 l Milch
Salz, Pfeffer aus der Mühle
frisch geriebene Muskatnuss
1–2 EL natives Olivenöl extra
15 entsteinte schwarze Oliven

1 Die Kartoffeln waschen, schälen, vierteln und in wenig Salzwasser in etwa 25 Minuten weich kochen. Inzwischen die Oliven fein hacken. Die Milch erhitzen.

2 Die Kartoffeln heiß durch die Presse direkt in die Milch drücken. Mit einem Holzlöffel gut durchrühren, eventuell noch etwas Milch nachgießen. Das Püree soll locker und schaumig sein. Püree mit Salz, Pfeffer, geriebener Muskatnuss und Olivenöl abschmecken.

3 Zum Schluss die gehackten Oliven untermischen und sofort servieren. Oliven-Kartoffelpüree passt zu gedünstetem Gemüse, gegrilltem Fisch und vielen Fleischgerichten.

Oliven schimmeln im göffneten Glas nicht so leicht, wenn man eine Zitronenscheibe obenauf legt. Die Ölmarinade lässt sich für andere Gerichte verwenden, z. B. Salatsaucen.

Kartoffeln mit Käse-Oliven-Füllung

1 kg kleine Kartoffeln aus neuer Ernte (vorwiegend festkochend)
3 kleine frische Schafs- oder Ziegenkäse oder Kräuterkäse
1 EL natives Olivenöl extra
5–6 schwarze Oliven
1 Knoblauchzehe
Salz
Pfeffer aus der Mühle
einige Stängel Bohnenkraut

1 Die Kartoffeln gut abbürsten und in der Schale etwa 30 Minuten kochen. Den Käse zerdrücken und mit dem Olivenöl verrühren. Die Oliven entsteinen und klein schneiden. Knoblauch abziehen und durch die Presse drücken.

2 Beides gut mit der Käsemasse mischen. Mit Salz und Pfeffer abschmecken. Bohnenkraut waschen, trockenschütteln, fein hacken und ebenfalls untermischen.

3 Die heißen Kartoffeln der Länge nach halbieren. Die Käsemischung auf die Kartoffelhälften verteilen. Sofort servieren.

Pikante Bäckereien

Tipp: Mit dem Tomatenbelag sollte man grundsätzlich sparsam umgehen, sonst weicht die Pizza durch.

Pizza »Capricciosa« mit Tomaten, Käse und Oliven

1 Packung Fertig-Backmischung für Pizzateig (evtl. komplett mit Pizzasauce) oder Pizza-Frischteig aus dem Kühlregal
Mehl zum Ausrollen
4 EL Tomatenpüree
3 EL natives Olivenöl extra
1/2 EL getrockneter Oregano
3 reife Tomaten
200 g Mozzarella-Käse
3 EL schwarze Oliven
einige Salamischeiben
eingelegte Artischocken
Schinken
Champignons
Salz
Pfeffer aus der Mühle
einige Stängel frisches Basilikum

1 Nach Packungsanleitung einen glatten Teig herstellen. Den Teig abdecken und eine halbe Stunde gehen lassen. Den Teig per Hand gut durchkneten und auf leicht bemehlter Arbeitsfläche bis zur Größe des Backblechs ausrollen. Den Teig auf ein gefettetes Backblech legen, rundherum einen kleinen Rand formen. Nochmals 15 Minuten gehen lassen.

2 Tomatenpüree mit 1 Esslöffel Olivenöl und dem Oregano vermischen und gleichmäßig auf dem Pizzateig verteilen (oder fertige Pizzasauce verwenden).

3 Tomaten und Mozzarella in Scheiben schneiden und darauf legen, die Oliven darüber streuen. Die Pizza je nach Geschmack mit Salamischeiben, Artischockenvierteln, Schinkenwürfeln, Champignonscheiben belegen. Pizzabelag mit Salz und Pfeffer würzen und restliches Öl darüber träufeln.

4 Im vorgeheizten Backofen bei 200 °C (Umluft 170 °C, Gas Stufe 3) auf mittlerer Schiene etwa 20 Minuten backen. Vor dem Servieren einige frische Basilikumblättchen darüber streuen.

Pikanter Gemüsekuchen

250 g Mehl
3 gestrichene TL Backpulver
125 g Magerquark, 4 EL Milch
4 EL natives Olivenöl extra
1 Prise gemahlener Pfeffer
1 gestrichener TL Salz
etwas geriebene Muskatnuss
frische, gehackte Kräuter nach Belieben
Olivenöl für die Form
300 g Broccoli, 150 g Tomaten
150 g Zucchini
150 g gekochter Schinken
1 Zwiebel
1 EL natives Olivenöl extra
200 g Sahne
200 g Crème fraiche
1 Ei
Salz, Pfeffer, Muskatnuss
frische Kräuter (Basilikum, Oreganum, Petersilie)
50 g geriebener Emmentaler

Für Vegetarier: Statt des gekochten Schinkens geben auch Würfel von Räuchertofu oder in Scheiben geschnittene Sojawürstchen dem Gemüsekuchen zusätzliche Würze.

1 Das Mehl in eine Schüssel sieben, die übrigen Zutaten dazugeben und mit dem Knethaken des Rührgerätes zu einem geschmeidigen Teig verarbeiten.

2 Eine Springform (24 cm) mit Olivenöl ausstreichen und den Teig so in die Form drücken, dass ein kleiner Rand übersteht. Den Backofen auf 200 °C vorheizen.

3 Das Gemüse waschen. Broccoli in Röschen zerteilen und 2 bis 3 Minuten in kochendem Salzwasser blanchieren. Zucchini und Tomaten in Scheiben schneiden, den Schinken würfeln.

4 Zwiebel abziehen, in Ringe schneiden und in Öl glasig dünsten.

5 Gemüse, Schinkenwürfel und Zwiebelringe auf dem Teigboden verteilen. Sahne und Crème fraiche mit dem Ei verquirlen, mit Gewürzen und gehackten Kräutern abschmecken und über das Gemüse gießen. Darüber den Käse gleichmäßig verteilen. Im vorgeheizten Backofen ca. 30 bis 40 Minuten backen.

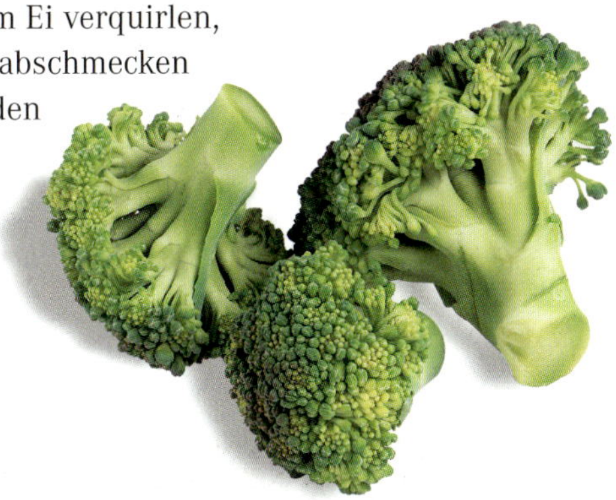

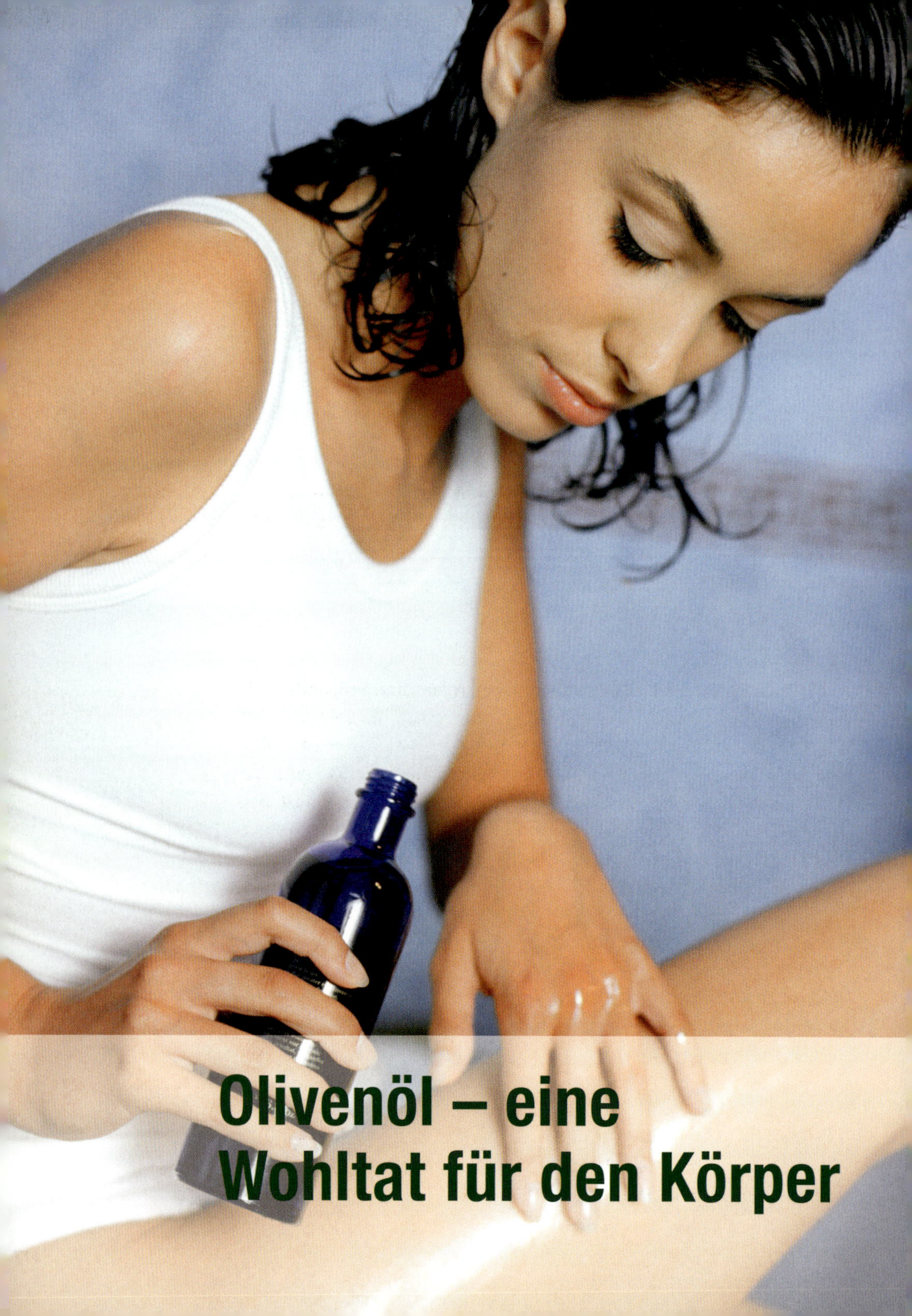

Olivenöl – eine Wohltat für den Körper

Haut und Haar natürlich gepflegt

Olivenöl gilt in den Mittelmeerländern seit der Antike nicht nur als äußerst vielseitiges Heilmittel, sondern auch als Schönheitselixier für Haut und Haare. Wir wissen mittlerweile, dass in Oliven und dem daraus gewonnenen Öl wertvolle mehrfach ungesättigte Fettsäuren, eine Reihe von Vitaminen (etwa E, B, Betakarotin) und Mineralstoffen (etwa Kalzium, Magnesium, Eisen, Phosphor) sowie hochwirksame Polyphenole stecken, die sich segensreich für eine straffe Haut, kräftige Haare, gesunde Knochen und Zähne erweisen. Dies gilt natürlich verstärkt für innerliche Anwendungen, also wenn man reichlich Oliven und Olivenöl isst. Doch auch äußerlich verabreicht entfalten solche Inhaltsstoffe positive Effekte.

Schützt und nährt trockene Haut

Das haben längst auch die Hersteller von Cremes und Präparaten, die die Hautalterung verzögern sollen, erkannt. Auch sie reichern ihre Produkte beispielsweise mit Oliven-Polyphenolen und wie eh und je mit Vitamin E an, um eine optimale Pflegewirkung zu erzielen. Und gerade diese Stoffe liefert uns die Natur sozusagen frei Haus mit dem Olivenöl. Bei regelmäßiger Anwendung verzögert es die Hautalterung, schuppige und rissige Haut wird wieder glatt und geschmeidig. Auch Körperhaut, die beispielsweise durch Schwangerschaft oder infolge rascher Gewichtszunahme oder -abnahme stark beansprucht wurde, erfährt durch Olivenölpräparate die richtige Pflege.

Allerdings sollte man bei der äußeren Anwendung von Olivenöl grundsätzlich bedenken, dass es eher zur Pflege trockener und reifer Haut geeignet ist, weniger für fettige Haut, die von Natur aus überreichlich mit Fettstoffen versorgt ist.

Übrigens sollte das Olivenöl, das Sie für Haut- und Körperpflege verwenden, ebenso von bester Qualität sein wie Olivenöl, das Sie verzehren. Also kein ausrangiertes Öl für Schönheitspräparate hernehmen.

Selbermachen – nur für Geduldige

Es gibt eine Vielzahl von Rezepten für Cremes, Lotionen, Gesichtspackungen oder Badezusätze auf der Basis von Olivenöl zum Selberma-

chen, die allerdings äußerst aufwändig und manchmal auch kostspielig sind. Man benötigt dazu eine Reihe von Grundstoffen aus Apotheke und Reformhaus, die besorgt werden müssen, angerührt, im Wasserbad erhitzt, richtig gelagert und so fort.
Das Endprodukt ist nicht selten fragwürdig und in der Regel nicht lange haltbar. Es hat sich gezeigt, dass Kosmetik zum Selbermachen zwar mittlerweile viele Bücher und Broschüren füllt, aber nur sehr Wenige die guten Ratschläge auch in die Tat umsetzen. Aus diesem Grund sollen solche Präparate hier nicht vorgestellt werden. Man erwirbt stattdessen oft besser und billiger hochwertige Präparate der Naturkosmetik, auch auf Olivenölbasis.

Wenig Aufwand – große Wirkung

Raue Stellen an Ellbogen oder Fußsohlen kann man als mildes Peeling regelmäßig mit einer Mischung aus grobem Salz und Olivenöl abrubbeln.

Interessant hingegen sind solche Olivenölprodukte zur Körper- und Gesichtspflege, die nur ein paar Handgriffe erfordern, die in der Speisekammer vorrätig sind, wenn man sie braucht, die preiswert sind, einfach in der Anwendung und dennoch effektiv. Dann erzielt man mit einem geringen Aufwand eine große Wirkung, wie man bei einem wohl tuenden Olivenölbad oder nach einer Hand- oder Fußmassage mit Olivenöl jederzeit feststellen kann. Alle Anwendungen auf Ölbasis fördern zudem die Entspannung und sind damit ein ganz wesentlicher Teil einer ganzheitlichen Schönheitspflege.

Ölbäder

Öl-Milch-Bad

1 Tasse Vollmilch
2 EL natives Olivenöl extra
einige Tropfen eines Aromaöls, z. B. Lavendel, Geranium, Rose oder Sandelholz

- Ein Badezusatz für trockene Haut, der glättet und pflegt. Alle Zutaten dem einlaufenden Badewasser hinzufügen.

Ölbad mit Buttermilch

Natives Olivenöl extra
3 l frische Buttermilch

- Dieser Badezusatz erfrischt, macht die Haut zart, glättet Falten und durchfeuchtet die Haut. Ein Buttermilchbad (ohne Öl) lindert die schmerzhaften Folgen eines Sonnenbrands.
- Reiben Sie sich vor dem Bad mit Olivenöl ein. Fügen Sie dem einlaufenden Badewasser die Buttermilch hinzu. Baden Sie etwa 15 Minuten darin, anschließend abtrocknen und nicht mehr nachcremen.

Gesichtspflege

Reinigungsöl für das Gesicht

natives Olivenöl extra
süßes Mandelöl
frischer Erdbeersaft

- Die Zutaten zu gleichen Teilen vermischen. Rühren Sie jeweils nur die Menge für einige Tage an und bewahren Sie das Reinigungsöl im Kühlschrank auf.
- Das Gesicht mit Wasser anfeuchten, das Reinigungsöl gründlich einmassieren und mit viel Wasser abspülen.

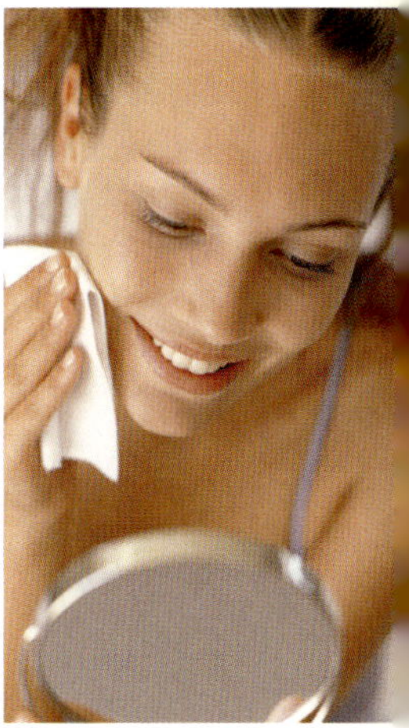

Mit der Olivenölmischung wird die Haut porentief rein.

Gesichtspackung für reife und trockene Haut

1 reifer Pfirsich
1 Banane
natives Olivenöl extra

- Die Früchte mit einer Gabel zerdrücken und mit Olivenöl zu einer geschmeidigen Paste verrühren.
- Die Packung auf die gereinigte Gesichtshaut auftragen und 15 Minuten einwirken lassen. Mit einem Papiertaschentuch abnehmen und nicht mehr nachcremen.

Antifalten-Packungen

- 1 Eigelb mit etwas nativem Olivenöl extra verrühren, auf die Gesichtshaut auftragen und 25 Minuten lang einwirken lassen. Wenn Sie währenddessen ein Vollbad nehmen, wird durch die Feuchtigkeit die Wirkung noch verstärkt.
- $^{1}/_{2}$ reife Avocado pürieren und mit nativem Olivenöl extra zu einer glatten Creme verrühren. 25 Minuten einwirken lassen. Reife, müde und trockene Haut wird rasch vitalisiert.

Tipp: Wenn Ihre Tages- oder Nachtcreme einmal ausgegangen ist, können Sie stattdessen ein gutes Olivenöl zur Gesichtspflege verwenden. Einen Wattebausch kurz in heißes Wasser halten, ausdrücken und etwas Olivenöl darauf träufeln. Gesicht, Hals und Dekollete damit abtupfen. Oder Olivenöl mit etwas Zitronensaft mischen und die Haut vorsichtig damit einreiben. Beugt Faltenbildung vor.

Pflegende Gesichtspackung

1 Eigelb
2 TL Apfelessig
1 EL Olivenöl
2 EL Avocadofruchtfleisch

- Diese Gesichtspackung glättet und entspannt insbesondere von Wind und Sonne strapazierte und reifere, müde oder trockene Haut.
- Alle Zutaten mit der Hand oder dem Mixer gut verrühren. Die Packung auf die gereinigte Haut von Gesicht, Hals und Dekolleté auftragen. 20 bis 30 Minuten einwirken lassen, dann mit Papiertüchern abnehmen. Nur nachcremen, wenn die Haut spannen sollte.

Für unreine und müde Haut

1 EL Heilerde
Mineralwasser ohne Kohlensäure
1 EL Olivenöl

- Man löst die Heilerde in wenig Mineralwasser ohne Kohlensäure auf und rührt das Olivenöl dazu.
- Man trägt den Brei auf die Gesichtshaut auf (Augen aussparen) und lässt ihn 15 Minuten einwirken. Die Maske mit viel warmem Wasser abspülen.

Schonende Haarpflege

Haarshampoos und Haarkuren mit Olivenöl reinigen und stärken Haare und Kopfhaut auf schonende Weise und sorgen so für eine gesunde Haarpracht.
Sie sind vor allem zur Pflege des trockenen und durch Sonne oder chemische Behandlungen strapazierten Haares geeignet, beugen gespaltenen Haarspitzen vor, verleihen stumpfem Haar Glanz, machen störrisches Haar leichter frisierbar und beseitigen Haarschuppen. Auch Haarausfall, wie er z.B. nach einer Schwangerschaft oder infolge zu häufigen Färbens oder Ondulierens vorkommt, soll sich durch regelmäßiges Waschen und Kuren mit Ölpräparaten bessern.

Eine Öl-Haarkur lässt sich leichter auswaschen, wenn Sie das Haar vor der Wäsche nicht anfeuchten und nur das Shampoo in der Hand mit wenig Wasser aufschäumen.

Anwendungen

- Zur pflegenden Haarwäsche geben Sie einen Klecks mildes Haarshampoo in ein Schälchen und rühren 2 bis 3 Tropfen Olivenöl hinein. Die Haare zweimal damit waschen und gut mit klarem Wasser nachspülen.
- Wer Schuppen hat, wäscht die Haare über einen längeren Zeitraum mit folgender Mixtur: 1 EL mildes Haarshampoo mit 1 TL Olivenöl und 1/2 TL Cognac. Eventuell noch ein Eigelb dazugeben.
- Eine Haarpackung mit Olivenöl pflegt strapaziertes und (vom Färben bzw. von der Dauerwelle) strukturgeschädigtes Haar. Sie verrühren 25 ml Olivenöl mit 25 ml süßem Mandelöl (oder Jojobaöl) und massieren diese Ölkur ins Haar ein. Ein Handtuch um die Haare winden und die Packung mehrere Stunden, am besten sogar über Nacht, einwirken lassen. Nach der Einwirkzeit die Kur zweimal mit einem milden Shampoo auswaschen und gut nachspülen.

Kopfmassage mit Öl

Ölmassagen durchbluten die Kopfhaut, versorgen die Haarwurzeln mit mehr Nährstoffen, machen das Haar glänzend und leicht frisierbar. Massieren Sie 1 Esslöffel Olivenöl mit den Fingerkuppen in kreisenden Bewegungen in die Kopfhaut ein. Eine Weile einziehen lassen, dann das Haar mit einem milden Shampoo waschen. Am besten führt man die Ölmassage regelmäßig vor jeder Kopfwäsche durch. Gelegentlich das Öl auch über Nacht einwirken lassen.

Haarpackung zur Pflege der Kopfhaut

Nach einem anderen Rezept mischt man Olivenöl und Haselnussöl zu gleichen Teilen und trägt es etwa 1 Stunde vor dem Haarwaschen sparsam auf die Kopfhaut auf. Man kann stattdessen aber auch Rizinusöl verwenden.

Nach einer alten vedischen Spruchweisheit »hängt die Qualität der Haare von der Fruchtbarkeit des Bodens ab, auf dem sie wachsen«. Wird die Kopfhaut durch regelmäßige Ölpackungen genährt und gut durchblutet, soll auch eine Kräftigung der Haare erzielt werden.

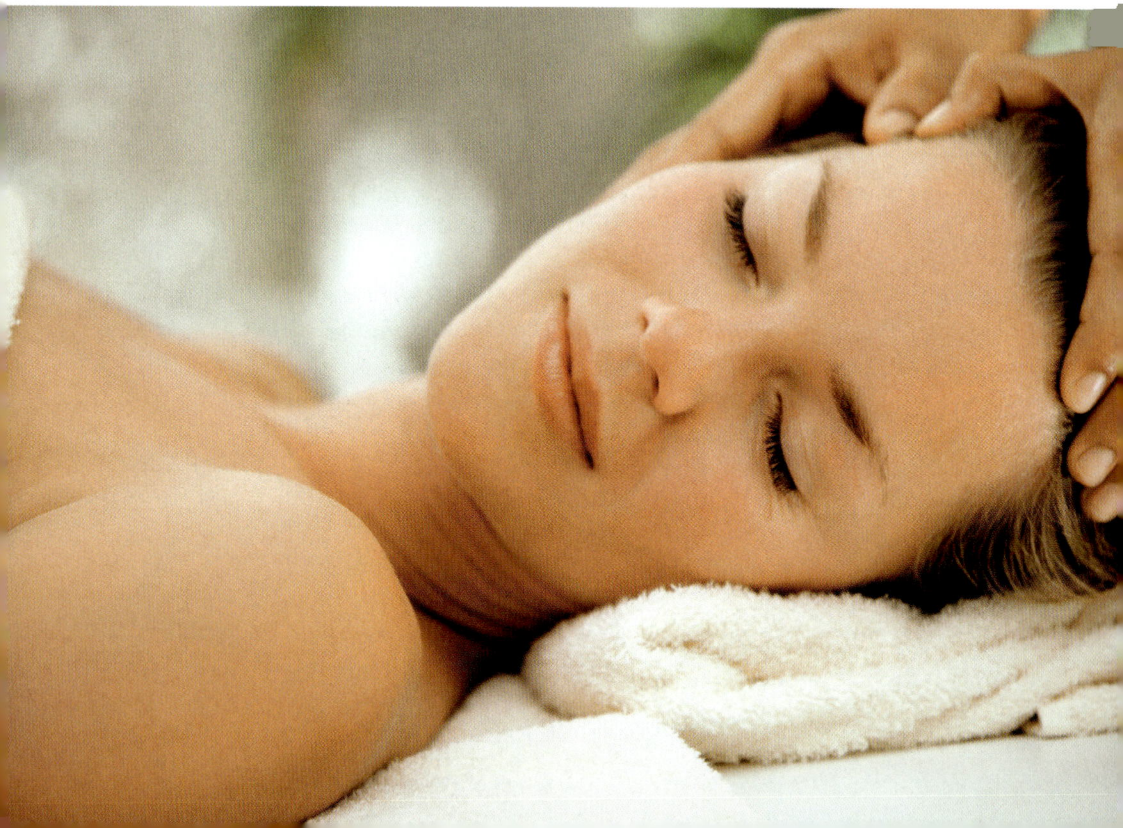

Sanft einmassiert, kräftigt Olivenöl die Haarwurzeln und gibt dem Haar seidigen Glanz.

Haarkur für glänzendes Haar

1 Eigelb
1 EL natives Olivenöl extra
1 halbes Glas helles Bier
Saft einer Zitrone

- Verrühren Sie alle Zutaten zu einer cremigen Paste.
- Vor der Haarwäsche ins Haar einmassieren und 20 Minuten wirken lassen. Die Kur ausspülen und das Haar wie gewohnt waschen.

Für weiches und glänzendes Haar

2 TL Olivenöl
1 TL Rizinusöl
10 Tropfen Thymianöl

- Die Zutaten gut mischen. Das Haar vor der Wäsche gründlich damit massieren. Eventuell 15 Minuten einwirken lassen.
- Haare mit einem milden Shampoo wie gewohnt waschen und gut ausspülen.

Haarwäsche mit Ölshampoo

2 EL natives Olivenöl extra
3–4 EL Kichererbsen- oder Mungobohnenmehl (bzw. Gersten-, Weizen- oder Hafermehl)

- Ein Ölshampoo reinigt das Haare auf milde Weise, nährt und pflegt vor allem trockenes, strapaziertes und normales Haar.
- Massieren Sie vor der Anwendung mit den Fingerspitzen etwas Olivenöl in die Kopfhaut ein. Verrühren Sie das restliche Öl mit dem Mehl zu einer Paste, die Sie eventuell mit etwas warmem Wasser verdünnen.
- Damit ein- bis zweimal das Haar shampoonieren und gut nachspülen.

Tipp: Sie können Bohnen- oder Erbsenmehl selbst herstellen, indem sie die getrockneten Hülsenfrüchte in der elektrischen Kaffeemühle fein mahlen. Gersten- und Hafermehl bekommt man im Reformhaus.

Saure Spülung

Nach jeder Haarwäsche empfiehlt sich eine Haarspülung mit 2 Tassen warmem Wasser und 2 bis 3 Esslöffel Apfelessig. Das entfernt letzte Shampoorückstände aus dem Haar, belebt Haare und Kopfhaut, macht das Haar weich, glänzend und leichter kämmbar. Es bleibt Ihnen überlassen, ob Sie Ihr Haar nochmals mit klarem Wasser nachspülen oder es so belassen. Probieren Sie aus, was Sie lieber mögen – der Essiggeruch verfliegt rasch!

Hand- und Fußpflege

Handmassage mit Öl

2 EL natives Olivenöl extra

1–2 Tropfen Aromaöl, z. B. Rose, Sandelholz, Jasmin, Maiglöckchen

- Eine Handmassage mit Öl, einmal wöchentlich durchgeführt, durchblutet und pflegt die Hände. Erwärmen Sie das Öl im Wasserbad auf Körpertemperatur und fügen Sie das Aromaöl hinzu.
- Arbeiten Sie das Öl mit kreisenden Bewegungen in die Hände ein. Beginnen Sie am Handgelenk, massieren Sie über den Handrücken zu den Fingerspitzen.
- Nun massieren Sie die Innenseite der Hände, von den Fingerspitzen über die Handteller zum Handgelenk.

Tipp: Gönnen Sie sich ab und zu ein Handbad mit Olivenöl: Eine Tasse Olivenöl erwärmen, ein paar Spritzer Zitronensaft hinzufügen und die Hände regelmäßig darin baden. Ergibt garantiert weiche Hände und festigt die Nägel.

Handpackung

1/2 reife Avocado

2 TL natives Olivenöl

1 Spritzer Zitronensaft

- Verwöhnen Sie Ihre Hände ab und zu mit einer Ölpackung. Wenn Sie sich während der Einwirkzeit beschäftigen wollen, ziehen Sie dünne Einmalhandschuhe aus dem Supermarkt darüber. Die Avocado zerdrücken, mit etwas nativem Olivenöl extra cremig rühren und einen Spritzer Zitronensaft hinzufügen.

- Die Paste auf beide Handrücken auftragen und 30 Minuten einziehen lassen. Die Reste mit einem Papiertuch abnehmen.

Öl-Fußmassage

1/4 Tasse natives Olivenöl extra
5 Tropfen Aromaöl, z. B. Rose, Jasmin, Sandelholz, Lavendel, Melisse

- Eine Fußmassage mit Öl belebt und pflegt schmerzende und schwere Füße. Vor dem Schlafengehen wirkt sie entspannend und fördert den gesunden Schlaf.
- Die Füße mit Wasser und Seife waschen und gut abtrocknen. Inzwischen das Öl im Wasserbad erwärmen und mit dem Aromaöl mischen. Massageöl mit beiden Händen gut in die Füße einarbeiten.

Geben Sie etwas Öl auf den Handteller und rollen Sie den Kern einer Avocado, an dem noch etwas Fruchtfleisch haften sollte, sanft zwischen beiden gefalteten Händen hin und her. Die Hände werden so gleichzeitig massiert und gepflegt.

Fußbalsam

Nehmen Sie zuerst ein warmes Fußbad. Verrühren Sie Olivenöl und Zitronensaft zu gleichen Teilen und massieren Sie mit dem Balsam ausgiebig Ihre Füße.

Nagelöl

10 ml Olivenöl
5 ml Rizinusöl
5 ml eines neutralen Öls (Distel-, Sonnenblumen- oder Sojaöl)

- Dieses Nagelöl pflegt die Nägel und das Nagelbett sowohl der Finger- als auch der Fußnägel.
- Vermischen Sie die Öle in einem Schälchen. Massieren Sie das Nagelöl mindestens einmal wöchentlich in Nägel und Nagelbett ein.
- Anschließend lassen sich die Nägel beträchtlich leichter maniküren oder pediküren.

Register

Wichtiger Hinweis
Die im Buch veröffentlichten Ratschläge wurden mit größter Sorgfalt von Verfasserin und Verlag erarbeitet und geprüft. Eine Garantie kann jedoch nicht übernommen werden. Ebenso ist eine Haftung der Verfasserin bzw. des Verlages und seiner Beauftragten für Personen-, Sach- oder Vermögensschäden ausgeschlossen.

Bibliografische Information Der Deutschen Bibliothek
Die Deutsche Bibliothek verzeichnet diese Publikation in der Deutschen Nationalbibliografie; detaillierte bibliografische Daten sind im Internet über http://dnb.ddb.de abrufbar.

Bildnachweis
Umschlagfoto: Fine Pic
Fotos: akg-images/Erich Lessing S. 11; Augustus Foodcollection S. 47, S. 101, S. 102, S. 109, S. 112, S. 115; COM.BOX/Dieter Ziegler S. 8/Luis Castaneda S. 14/A. Riedmiller S. 59; Corbis/Vittoriano Rastelli S. 52/Arthur Thèvenart S. 87; getty images/stone S. 64/taxi S. 116; Image Source/S. 122; mauritius images/fm/MAURIMIT S. 25/age fotostock S. 94/APetit S. 97/Pierre Bourrier S. 119; PhotoPress/Rutel S. 49; Picture Alliance/dpa Stockfood S. 76; StockFood/Antje Plewinski S. 2-3/Maximilian Stock Ltd. S. 7, S. 19, S. 66, S. 99, S. 111/Frieder Blickle S. 22/Joerg Lehmann S. 30/Michael Brauner S. 44/Cephas Mick Rock S. 56/Martina Meuth S. 62/Ralph Wachler S. 72/L. Ellert S. 74/Bruno Hausch S. 81/Aurora Photos S. L. S. 93/Achim Deimling-Ostrinsky S. 104/Frank Wieder S. 108; zefa/M. Keller S. 40.

Projektleitung: Franz Leipold
Redaktion: Dr. Marion Onodi, Planegg
Herstellung und Satz: Dagmar Guhl
Bildredaktion: Sylvie Busche (Ltg.), Margit Schulzke
Umschlagkonzeption: Zero Werbeagentur, München
Reproduktion: Repro Ludwig, A-Zell am See
Druck: Appl OHG, Wemding

Printed in Germany

ISBN 3-426-64175-5

5 4 3 2 1